Manual de nutrição clínica

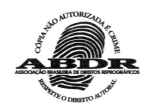

Dados Internacionais de Catalogação na Publicação (CIP)
(Câmara Brasileira do Livro, SP, Brasil)

Leão, Leila Sicupira Carneiro de Souza
   Manual de nutrição clínica : para atendimento ambulatorial do adulto / Leila Sicupira Carneiro de Souza Leão, Maria do Carmo Rebello Gomes. 15. ed. – Petrópolis, RJ : Vozes, 2014.
   Bibliografia.

   10ª reimpressão, 2025.

   ISBN 978-85-326-2919-7

   1. Adultos 2. Cuidados médicos ambulatoriais 3. Nutrição clínica I. Gomes, Maria do Carmo Rebello. II. Título.

03-4836   CDD-613.2084

Índices para catálogo sistemático:

1. Adultos : Nutrição clínica : Atendimento ambulatorial : Promoção da saúde 613.2084

2. Nutrição clínica : Adultos : Atendimento ambulatorial : Promoção da saúde 613.2084

Leila Sicupira Carneiro de Souza Leão
Maria do Carmo Rebello Gomes

Manual de nutrição clínica
para atendimento ambulatorial do adulto

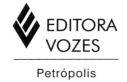

EDITORA VOZES

Petrópolis

Editora Vozes Ltda.
Rua Frei Luís, 100
25689-900 Petrópolis, RJ
www.vozes.com.br
Brasil

Todos os direitos reservados. Nenhuma parte desta obra poderá ser reproduzida ou transmitida por qualquer forma e/ou quaisquer meios (eletrônico ou mecânico, incluindo fotocópia e gravação) ou arquivada em qualquer sistema ou banco de dados sem permissão escrita da editora.

CONSELHO EDITORIAL

Diretor
Volney J. Berkenbrock

Editores
Aline dos Santos Carneiro
Edrian Josué Pasini
Marilac Loraine Oleniki
Welder Lancieri Marchini

Conselheiros
Elói Dionísio Piva
Francisco Morás
Teobaldo Heidemann
Thiago Alexandre Hayakawa

Secretário executivo
Leonardo A.R.T. dos Santos

PRODUÇÃO EDITORIAL

Anna Catharina Miranda
Eric Parrot
Jailson Scota
Marcelo Telles
Mirela de Oliveira
Natália França
Priscilla A.F. Alves
Rafael de Oliveira
Samuel Rezende
Verônica M. Guedes

Editoração e org. literária: Ana Kronemberger
Diagramação: AG.SR Desenv. Gráfico

ISBN 978-85-326-2919-7

Este livro foi composto e impresso pela Editora Vozes Ltda.

As autoras

Leila Sicupira Carneiro de Souza Leão

- Nutricionista graduada pela Universidade Federal Fluminense – UFF;
- Especialista em Dietoterapia – UFF;
- Mestre em Nutrição pela Universidade Federal da Bahia – UFBA;
- Ex-Professora Substituta da UFBA tendo ministrado as disciplinas Dietoterapia II e Dietoterapia Aplicada;
- Ex-Professora preceptora do Ambulatório Escola Magalhães Neto/Bahia;
- Ex-Professora Assistente da Faculdade Arthur Sá Earp Neto – FASE/Petrópolis tendo ministrado as disciplinas Dietoterapia II e Estágio Supervisionado em Nutrição Clínica;
- Ex-Professora preceptora do Ambulatório Escola da Faculdade de Medicina de Petrópolis/Rio de Janeiro;
- Ex-Professora Assistente do Centro Universitário Plínio Leite – UNIPLI/Niterói, tendo ministrado as disciplinas Dietoterapia I e II, Patologia da Nutrição I, Prática em Nutrição Enteral e Estágio Supervisionado em Nutrição Clínica;
- Ex-Coordenadora do Consultório de Nutrição da Clínica Escola no UNIPLI/Niterói;

- Ex-Professora Substituta do Instituto de Nutrição – UFRJ/Rio de Janeiro, tendo participado das disciplinas Patologia da Nutrição e Dietoterapia I e Estágio Supervisionado em Nutrição Clínica.
- Professora Assistente do Departamento de Nutrição em Saúde Pública da Escola de Nutrição da Universidade Federal do Estado do Rio de Janeiro – UNIRIO/RJ, responsável pela disciplina de Avaliação Nutricional.

Maria do Carmo Rebello Gomes
- Nutricionista graduada pela Universidade Federal Fluminense – UFF;
- Especialista em Dietoterapia – UFF;
- Mestre em Nutrição Humana pela Universidade Federal do Rio de Janeiro – UFRJ;
- Ex-Professora Assistente da Faculdade Arthur Sá Earp Neto – FASE/Petrópolis, tendo ministrado as disciplinas Técnica Dietética I e Educação Nutricional;
- Professora Assistente do Centro Universitário Plínio Leite – UNIPLI/Niterói, ministrando as disciplinas Técnica Dietética, Seleção e Preparo de Alimentos e Estágio Supervisionado em Produção de Alimentos e/ou Refeições;
- Nutricionista do Hospital Getúlio Vargas Filho/Niterói;
- Nutricionista da Universidade Federal Fluminense.

Sumário

Introdução, 9

1. Roteiro para elaboração de estudos de casos, 11

2. Roteiro para evolução do atendimento nutricional no prontuário, 14

3. Avaliação antropométrica, 15

4. Recomendações de energia para adultos e idosos, 20

5. Interpretação de exames laboratoriais, 22

6. Alimentos fontes de nutrientes, 38

7. Recomendações nutricionais nos ciclos normais da vida e em doenças, 59

8. Interações entre fármacos e nutrientes, 191

9. Formulário de atendimento nutricional, 194

10. Quadro de distribuição de calorias em equivalentes, 198

11. Formulário para prescrição de dieta, 200

12. Lista de equivalentes de alimentos, 203

Glossário de termos médicos, 207

Referências bibliográficas, 223

Índice, 227

Introdução

Este manual aborda assuntos referentes ao tratamento nutricional de adultos, referenciados amplamente pela literatura científica, reunidos aqui para facilitar o desempenho de alunos estagiários, assim como o de profissionais atuantes na prática ambulatorial.

Enquanto docentes, observamos a carência de material específico a ser consultado no tratamento ambulatorial do adulto, o que pode vir a comprometer um bom desempenho no atendimento ao cliente-paciente.

Neste manual são fornecidos um roteiro para a elaboração de estudos de casos e outro para evolução no prontuário do paciente que servirão como guias, direcionando objetivamente os passos a serem seguidos na discussão dos casos e acompanhamento do tratamento *nutricional*.

A seguir, são apresentadas as referências mais utilizadas na avaliação antropométrica de adultos/idosos, assim como as recomendações para cálculo das necessidades energéticas.

Como é importante o conhecimento das alterações de nutrientes e de outros indicadores bioquímicos associados a determinadas patologias e a extensão com que as mesmas acometem o paciente-cliente, são apresentadas as possíveis alterações laboratoriais frequentes em exames, uma vez que elas podem colaborar na avaliação, prescrição e evolução nutricional, direcionando uma intervenção mais individualizada.

Alimentos fontes de nutrientes, recomendações nutricionais específicas para determinadas patologias e nos ciclos normais da vida ou distúrbios assim como a interação entre nutrientes e fármacos são também abordados, para possibilitar consultas práticas e objetivas.

Como sugestão para início da prática ambulatorial, fornecemos exemplos de formulários para anamnese nutricional e prescrição de dieta, bem como a lista de equivalentes de alimentos, concluindo os passos a serem dados no atendimento ao cliente-paciente.

Para finalizar, é fornecido um glossário de termos médicos que pretende contribuir com a formação do futuro profissional facilitando a compreensão do estado apresentado pelo paciente-cliente, assim como a integração da equipe multiprofissional que poderá se comunicar com a mesma linguagem.

Nosso objetivo primordial é promover uma atuação mais segura, rápida e uniforme dos que militam em nutrição, visando tanto à prevenção de doenças quanto à promoção da saúde, fornecendo uma ferramenta de fácil manuseio em que consta o que mais objetivamente poderá contribuir no atendimento das expectativas dos iniciantes em Nutrição Clínica Ambulatorial.

Roteiro para elaboração de estudos de casos

Este capítulo apresenta todos os itens para a anamnese clínico-nutricional, com o objetivo de, a partir do conhecimento do paciente e de seu estado patológico e nutricional, definir as estratégias para intervenção. Ao mesmo tempo, possibilita a troca de experiências entre profissionais ao padronizar a organização das informações.

1. Introdução (breve relato da patologia predominante).

2. Identificação do paciente (nome, idade, sexo, grupo racial, estado civil, nacionalidade, naturalidade, residência e procedência, profissão e ocupação).

3. História clínica:

3.1. queixa principal (QP): motivo pelo qual o paciente procurou atendimento;

3.2. história da doença atual (HDA): época e início da doença; modo de evolução e tratamentos efetuados, intercorrência de outros sintomas e queixas atuais;

3.3. história patológica pregressa (HPP): breve relato das patologias ocorridas;

3.4. história familiar (HFr): saúde e causa de morte dos pais, filhos e colaterais;

3.5. história familial (HFL): saúde e causa de morte de pessoas e outros seres, vizinhos, cônjuge, empregados e animais;

3.6. história social (HS): condições de habitação, tipo de trabalho, tabagismo, alcoolismo, uso de drogas, sono e imunizações.

4. Diagnóstico clínico e/ou suspeitas diagnósticas.

5. Exames laboratoriais (rotina e complementares).

6. Exame físico (mucosa, pele, cabelo, abdome, edema, apetite, disfagia, odinofagia, ritmo intestinal e urinário).

7. Avaliação antropométrica do estado nutricional (peso, estatura, IMC, CB, CMB, PCT, PCB, PCSE e PCSI, % gordura etc.).

8. Anamnese alimentar (ingestão habitual, recordatório 24 horas, intolerâncias, preferências, tabus, alergias, aversões).

9. Interação droga x droga e droga x nutriente (breve comentário sobre o uso de medicamentos e suas interações com diferentes substâncias presentes em outros medicamentos ou em alimentos).

10. Diagnóstico nutricional (análise conjunta com conclusão da associação da avaliação antropométrica + exame físico + exames laboratoriais + anamnese alimentar + interação medicamentosa).

11. Objetivos dietoterápicos (o que se pretende alcançar com a intervenção nutricional).

12. Prescrição dietoterápica.

12.1. características químicas (VET, macro e micronutrientes, quota hídrica, fibras, purinas, condimentos);

12.2. características físicas (consistência, volume, fracionamento, temperatura, horários);

12.3. vias de administração (oral, enteral, parenteral).

13. Cardápio (nomes das preparações, alimentos, unidades de medida (grama/mililitro) e medidas caseiras).

14. Substituições do cardápio.

15. Recomendações dietoterápicas e gerais.

16. Referências bibliográficas (ABNT).

17. Anexos (cálculos da dieta – somatório dos macro e micronutrientes; cálculos de adequações – relações potássio/sódio, cálcio/fósforo, kcal não ptc/N, densidade calórica, NDP cal%, oferta hídrica, relação gorduras sat/poli/mono etc.).

2

Roteiro para evolução do atendimento nutricional no prontuário

1. Identificação do paciente (principais patologias).

2. Exame físico (mucosas, presença de edemas, pele, ritmo intestinal e urinário, distúrbios digestivos etc.).

3. Uso de medicamentos e álcool.

4. Exames laboratoriais (rotina + complementares).

5. Avaliação e diagnóstico antropométrico (com indicadores, índices e referências).

6. Anamnese alimentar.

7. Conduta dietoterápica resumida.

8. Encaminhamentos.

9. Solicitações de novos exames.

10. Data de retorno.

Avaliação antropométrica

Para que a consulta de nutrição possa atingir os objetivos propostos, a avaliação nutricional deve estar presente sempre que possível. Esta é geralmente composta por exame físico para identificação de deficiências nutricionais, anamnese alimentar, dados bioquímicos e antropométricos. Este capítulo contém referências antropométricas para adultos/idosos mais utilizadas nos serviços de nutrição em ambulatórios/consultórios.

1. Adultos

1.1. Índice de Massa Corporal (IMC)

Tabela 1: Classificação do IMC segundo a Organização Mundial de Saúde, em 1998, para adultos.

IMC (kg/m^2)	Classificação
< 16,0	magreza grau III
16,0 - 16,9	magreza grau II
17,0 - 18,4	magreza grau I
18,5 - 24,9	eutrofia
25,0 - 29,9	pré-obesidade
30,0 - 34,9	obesidade grau I
35,0 - 39,9	obesidade grau II
> 40,0	obesidade grau III

Quadro 1: Distribuição do percentual de gordura segundo idade e sexo

Somatório	Homens (Idade em anos)				Mulheres (Idade em anos)			
	17 - 29	30 - 39	40 - 49	50 +	16 - 29	30 - 39	40 - 49	50 +
15	4,8	—	—	—	10,5	—	—	—
20	8,1	12,2	12,2	12,6	14,1	17,0	19,8	21,4
25	10,5	14,2	15,0	15,6	16,8	19,4	22,2	24,0
30	12,9	16,2	17,7	18,6	19,5	21,8	24,5	26,6
35	14,7	17,7	19,6	20,8	21,5	23,7	26,4	28,5
40	16,4	19,2	21,4	22,9	23,4	25,5	28,2	30,3
45	17,7	20,4	23,0	24,7	25,0	26,9	29,6	31,9
50	19,0	21,5	24,6	26,5	26,5	28,2	31,0	33,4
55	20,1	22,5	25,9	27,9	27,8	29,4	32,1	34,6
60	21,2	23,5	27,1	29,2	29,1	30,6	33,2	35,7
65	22,2	24,3	28,2	30,4	30,2	31,6	34,1	36,7
70	23,1	25,1	29,3	31,6	31,2	32,5	35,0	37,7
75	24,0	25,9	30,3	32,7	32,2	33,4	35,9	38,7
80	24,8	26,6	31,2	33,8	33,1	34,3	36,7	39,6
85	25,5	27,2	32,1	34,8	34,0	35,1	37,5	40,4
90	26,2	27,8	33,0	35,8	34,8	35,8	38,3	41,2
95	26,9	28,4	33,7	36,6	35,6	36,5	39,0	41,9
100	27,8	29,0	34,4	37,4	36,4	37,2	39,7	42,6
105	28,2	29,6	35,1	38,2	37,1	37,9	40,4	43,3
110	28,8	30,1	35,8	39,0	37,8	38,6	41,0	43,9
115	29,4	30,6	36,4	39,7	38,4	39,1	41,5	44,5
120	30,0	31,1	37,0	40,4	39,0	39,6	42,0	45,1
125	31,0	31,5	37,6	41,1	39,6	40,1	42,5	45,7
130	31,5	31,9	38,2	41,8	40,2	40,6	43,0	46,2
135	32,0	32,3	38,7	42,4	40,8	41,1	43,5	46,7
140	32,5	32,7	39,2	43,0	41,3	41,6	44,0	47,2
145	32,9	33,1	39,7	43,6	41,8	42,1	44,5	47,7
150	33,3	33,5	40,2	44,1	42,3	42,6	45,0	48,2
155	33,7	33,9	40,7	44,6	42,8	43,1	45,4	48,7
160	34,1	34,3	41,2	45,1	43,3	43,6	45,8	49,2
165	34,5	34,6	41,6	45,6	43,7	44,0	46,2	49,6
170	34,9	34,8	42,0	46,1	44,1	44,4	46,6	50,0
175	35,3	—	—	—	—	44,8	47,0	50,4
180	35,6	—	—	—	—	45,2	47,4	50,8
185	35,9	—	—	—	—	45,6	47,8	51,2
190	—	—	—	—	—	45,9	48,2	51,6
195	—	—	—	—	—	46,2	48,5	52,0
200	—	—	—	—	—	46,5	48,8	52,4
205	—	—	—	—	—	—	49,1	52,7
210	—	—	—	—	—	—	49,4	53,0

Fonte: Marchini, I.S. *et al*. Métodos antropométricos para avaliação do estado nutricional de adultos. *Rev. Nutrição*, Campinas, 5(2) 121:42, 1992.

1.2. Determinação do % de gordura corporal através do somatório das dobras ou pregas cutâneas (PCT + PCB + PCSE + PCSI)

PCT = prega cutânea triciptal

PCB = prega cutânea biciptal

PCSE = prega cutânea subescapular

PCSI = prega cutânea suprailíaca

Após medida e somatório das pregas cutâneas, pode-se aplicar o resultado obtido no quadro 1 e verificar o % de gordura aproximado de cada indivíduo. Os valores de normalidade e suas alterações se encontram na tabela 2.

Tabela 2: Valores de referência de gordura corporal

Valores de referência para percentuais de gordura corporal		
	Gordura	Corporal (%)
	Homens	Mulheres
Risco de doenças associadas à desnutrição	≤ 5	≤ 8
Abaixo da média	6 - 14	9 - 22
Média	15	23
Acima da média	16 - 24	24 - 31
Risco de doenças associadas à obesidade	≥ 25	≥ 32

Fonte: Lohman et al., 1992.

1.3. Razão cintura-quadril (RCQ)

É um índice muito utilizado para identificar a distribuição de gordura corporal e sua relação com doenças. Entretanto, atualmente a OMS recomenda seu uso principalmente em pesquisa.

$$RCQ = \frac{\text{circunferência da cintura}}{\text{circunferência do quadril}}$$

Risco de complicações metabólicas:

RCQ > 1,0 para homens
RCQ > 0,85 para mulheres

Fonte: OMS, 1998.

1.4. *Circunferência da cintura*

Correlaciona-se com o IMC e parece predizer melhor a gordura visceral em relação à RCQ. Entretanto, a OMS (1998) recomenda a utilização desta medida com cautela em virtude da variabilidade dos pontos de corte em diferentes populações. Deve-se sempre associá-la a outras informações obtidas na avaliação nutricional.

Tabela 3: Circunferência da cintura segundo gênero em caucasianos

	Risco de complicações metabólicas	
	Elevado	Muito elevado
Homem	≥ 94cm	≥ 102cm
Mulher	≥ 80cm	≥ 88cm

Fonte: OMS, 1998.

2. Idosos (> 65 anos)

2.1. Classificação do IMC para idosos

Tabela 4: IMC para idosos

IMC (kg/m^2)	Classificação
< 22,0	magreza
22,0 - 27,0	eutrofia
> 27,0	excesso de peso

Fonte: Lipschitz, D.A. Screening for nutritional status in the elderly. *Primary Care,* 21(1): 55-67, 1994.

Obs.: Quanto aos indicadores de distribuição de gordura corporal como a razão cintura-quadril e circunferência da cintura, por falta de estudos, sugerem-se os mesmos pontos de corte adotados para o adulto (CUPPARI, 2002).

Recomendações de energia para adultos e idosos

Após a anamnese nutricional, as necessidades energéticas podem ser calculadas através de equações sugeridas pela OMS, 1985. Estas equações resultam no Valor Energético Total (VET), que poderá ser modificado posteriormente pelo método Venta (Valor Energético do Tecido Adiposo) para atingir o objetivo de elevação ou redução ponderal.

Peso Teórico $=$ IMC médio x E(m²)

IMC médio: 21,7 (sexo masculino e feminino)

VET = TMB x FA

Tabela 5: Taxa Metabólica Basal (TMB):

idade (anos)	sexo masculino	sexo feminino
18 - 29	15,3 x P + 679	14,7 x P + 496
30 - 60	11,6 x P + 879	8,7 x P + 829
> 60	13,5 x P + 487	10,5 x P + 596

Fonte: FAO/OMS, 1985.

Tabela 6: Fator Atividade (FA):

	leve	moderada	intensa
Masculino	1,55	1,78	2,10
Feminino	1,56	1,64	1,82

Fonte: FAO/OMS, 1985.

Programação da perda/ganho de peso pelo método Venta (Valor Energético do Tecido Adiposo)

Para estimar a redução/ganho de peso por mês, considera-se o valor energético do tecido adiposo onde:

1kg de tecido adiposo/mês = 7.700kcal/30dias = 256,5kcal/dia.

Portanto, utilizando-se a regra de três, pode-se objetivar a redução/ganho de peso mensal através da subtração/adição das calorias diárias, a partir do valor energético total (VET) da dieta:

Tabela 7: Programação para alteração ponderal

Para reduzir por mês	Diminui-se do VET por dia
1kg	256,5kcal
2kg	513,0kcal
3kg	770,0kcal
4kg	1.026,0kcal

5
Interpretação de exames laboratoriais

Os exames laboratoriais devem ser sempre interpretados considerando os valores de referência do laboratório onde foram executados, a condição do paciente e sua situação clínica (CARDOSO & MARTINS, 1998).

Os exames citados são para substâncias presentes no sangue, a menos que citados de outra forma (ex.: urina). O símbolo ↑ **indica elevado e o** ↓ **reduzido.**

Cada substância apresenta os valores de referência segundo os procedimentos laboratoriais. Portanto, os seguintes intervalos são valores estimados, o que não dispensa a observação destes valores de referência no próprio exame do paciente.

Exame	Interpretação dos valores anormais
Ácido fólico 55-1.100 ng/ ml	↑ em dietas vegetarianas. ↓ nas anemias megaloblásticas e hemolíticas, desnutrição, drogas antagonistas de folato (anticonvulsivante, metotrexato), má absorção (doença celíaca), doença hepática alcoólica, hipertireoidismo, deficiência de vitamina C, diálise, febre, gestação e câncer.

Ácido úrico
M: 3,4-7,0 mg/dL
F: 2,4-6,0 mg/dL

↑ na insuficiência renal, gota, anorexia, leucemias, doença infecciosa aguda, câncer metastático, eclâmpsia severa, choque, cetose diabética, acidose metabólica, intoxicação por chumbo, estresse, alcoolismo, exercício vigoroso, policitemia, psoríase, hiperuricemia assintomática.
↓ c/drogas antigota (alopurinol, probenecida), Doença de Wilson, câncer.

Ácido ascórbico (Vitamina C)
0,6-2,0 mg/dL

↑ em cálculos de oxalato; ↓abs. de vitamina. B12.
↓ na anemia, alcoolismo, doença inflamatória crônica, tabagismo, estresse, escorbuto, uso excessivo de aspirina, úlcera duodenal, gestação, câncer; ↓ abs. de Fe.

Albumina
3,2-4,5 g/dL

↑ na desidratação.
↓ em edema, doença hepática, má abs., diarreia, queimadura, eclâmpsia, IRC, desnutrição, estresse, hiper-hidratação, câncer, gestação, envelhecimento, síndrome nefrótica ($<3,0$g/dl - ↓ ligação com drogas ácidas, resultando em aumento da droga livre = efeitos aumentados da droga).

Amilase
Até 220 u/L

↑ na pancreatite aguda, caxumba, úlcera péptica perfurada, intoxicação por álcool, insuficiência renal, colecistite aguda.
↓ na hepatite, cirrose, insuficiência pancreática, toxemia de gestação, queimaduras severas.

Amônia (NH3) 11-35 mol/L	↑ na doença hepática ou coma (cirrose ou hepatite severa), insuficiência cardíaca severa, azotemia, pericardite, enfisema pulmonar, bronquite aguda, Síndrome de Reye, dieta hiperproteica, exercício extenuante, terapia c/valproato sódico.
Antígeno prostático específico (PSA) Total: até 4,0 ng/mL Livre: até 0,72 ng/mL	↑ na hipertrofia prostática benigna, câncer prostático, prostatite, retenção urinária.
Apolipoptn A M:94-189 mg/dL F:101-199 mg/dL	correlaciona-se com HDL-c: o ↑ dos valores indica redução do risco de doença cardiovascular.
Apolipoptn B M: 52-109 mg/dL F: 49-103 mg/dL	correlaciona-se com LDL-c: o ↑ dos valores indica aumento do risco de doença cardiovascular.
Bicarbonato HCO_3 Venoso: 23-27,0 mmol/L Arterial: 22-26,0 mmol/L	↑ na alcalose metabólica, acidose respiratória, enfisema, vômito, aldosteronismo. ↓ na acidose metabólica, insuficiência renal, cetoacidose diabética, acidose lática, diarreia, alcalose/estímulo respiratório (hiperventilação, histeria, falta de O_2, febre, salicilatos), hiperparatireoidismo primário, jejum prolongado.

Bilirrubina Total: 0,2-1,0 mg/dL Direta: 0,1-0,4 mg/dL Indireta: 0,1-0,6 mg/dL	↑ no dano hepatocelular (inflamatório, tóxico, neoplásico), obstrução biliar, toxicidade por droga, hemólise, jejum prolongado, icterícia fisiológica neonatal, hipotireoidismo.
Cálcio 8,4-10,2 mg/dL	↑ (hipercalcemia) no câncer, hiperparatireoidismo, insuficiência adrenal, hipertireoidismo, doença óssea de Paget, imobilização prolongada, ingestão excessiva de vitamina D ou cálcio, uso a longo prazo de diuréticos tiazídicos, acidose respiratória, IRC, doenças granulomatosas. ↓ (hipocalcemia) na hipoalbuminemia, deficiência de vitamina D, uremia, fósforo elevado, alcalose, diarreia, hipoparatireoidismo, espru, osteomalácia, má abs., pancreatite aguda, hipomagnesemia, privação alimentar prolongada, uso de esteroides.
Cálcio **(urina)** 55-220 mg/dia	↑ no hiperparatireoidismo, metástase óssea osteolítica (carcinoma, sarcoma), mieloma, osteoporose, intoxicação por vitamina D, hipercalciúria idiopática, Doença de Paget, Síndrome de Falconi. ↓ no hipoparatireoidismo, raquitismo, osteomalácia, todos os casos em que o cálcio sérico está baixo (exceto na doença renal), esteatorreia, doença celíaca, neoplasia óssea.
Ceruloplasmina 25-63 mg/dL	↑ na artrite reumatoide, cirrose biliar, doença infecciosa, tirotoxicose, câncer. ↓ na Doença de Wilson, NPT (nutrição parenteral total) a longo prazo, nefrose transitória, espru, kwashiorkor, doença hepática.

Cetonas (urina)
Negativo

↑ na cetoacidose diabética, febre, vômito prolongado, diarreia, dieta hiperlipídica + hiperproteica + hipoglicídica, jejum prolongado, anorexia, terapia com droga (levodopa, insulina).

CHGM (concentração de hemoglobina globular média
32-37g/dL (gHb/ dL de eritrócito)

↑ usualmente indica esferocitose.
↓ nas anemias ferropriva, macrocítica, talassemia, perda crônica de sangue, anemia responsiva à piridoxina.

Cloreto (Cl)
97-106 mEq/L

↑ na desidratação, eclâmpsia, anemia, hiperventilação, descompensação cardíaca, insuficiência renal aguda, toxicidade por aspirina, diarreia, diabetes insípido, Síndrome de Cushing, acidose metabólica associada a diarreia prolongada, alcalose respiratória, pneumonia.
↓ na sudorese excessiva, acidose metabólica, febre, infecções agudas, alcalose metabólica associada à depleção de potássio, vômitos prolongados ou sucção gástrica, deficiência de potássio, acidose respiratória.

Colesterol
Desejável:
<200 mg/dL
Limite: 200-239 mg/dL
Elevado: >230 mg/ dL

↑ na hiperlipidemia, icterícia obstrutiva, diabetes, hipotireoidismo, obesidade, dieta **rica** em gordura, síndrome nefrótica.
↓ na má absorção, desnutrição, necrose hepatocelular, estresse, anemia, sepse, neoplasia maligna do fígado, hipertireoidismo, queimaduras extensas, doença pulmonar obstrutiva crônica, artrite reumatoide, anemia megaloblástica, talassemia.

Col. HDL
Baixo: < 40 mg/ dL
Desejável: >40 mg/dL

↑ em exercício regular e extenuante, terapia com estrogênio ou insulina, ingestão moderada de álcool.
↓ na privação alimentar prolongada, obesidade, doença hepática, diabetes, hipertireoidismo, tabagismo.

Col. LDL
ótimo:<100mg/ dL
desejável: 100-129 mg/dL
limite: 130-159 mg/ dL
elevado: ≥ 160 mg/ dL

Valor calculado (fórmula de Friedwald):
LDL = Col Total - HDL - (TG/5)
↑ em hiperlipidemia familiar tipo II, dieta rica em gordura, hipotireoidismo, doença hepática, trauma agudo, diabetes, gestação.
↓ na deficiência de α-lipoproteína, anemias crônicas, disfunção hepatocelular severa, Síndrome de Reye, estresse agudo, DPOC, mieloma.

Creatinina
M: 0,8-1,2 mg/ dL
F: 0,6-1,0 mg/ dL

↑ na insuficiência renal aguda e crônica, dano muscular, hipertireoidismo, com aumento da massa muscular, privação alimentar prolongada, acidose diabética, ingestão excessiva de carne, gigantismo, acromegalia.
↓ na gestação, com diminuição da massa muscular.

Eritrócitos
M: 4,32-5,52 milhões/mm^3
F: 3,9 – 5,03 milhões/mm^3

↑ na policitemia, desidratação, diarreia severa.
↓ na anemia, hemorragia, deficiência de Fe, doença sistêmica (Rodkin, leucemia, lúpus).

Ferritina
M: 36-262 g/L
F (menarca): 10-64 g/L
(pós-menopausa): 24-155 g/L

↑ nas doenças inflamatórias, malignidade, hepatite, sobrecarga de ferro, hemocromatose, insuficiência renal crônica.
↓ na anemia por deficiência de ferro.

Ferro
M: 49-181 g/dL
F: 37-170 g/dL

↑ na ingestão excessiva de Fe, anemias hemolíticas, doença hepática, uso de estrogênio, hemocromatose.

↓ na anemia ferropriva, doenças crônicas (lúpus, artrite reumatoide), hemorragia, desnutrição, acloridria, infecções, doença hepática, cirurgia, infarto do miocárdio.

Fósforo inorgânico (P)
Fosfato (PO_4)
M: 2,4-4,6 mg/dL
F: 2,3-4,3 mg/dL

↑ na insuficiência renal crônica e nefrite severa, hipocalcemia, hipervitaminose B, tumores ósseos, Doença de Addison, hipoparatireoidismo, acromegalia, anemia falciforme.

↓ no hiperparatireoidismo (c/↑ do Ca), alcoolismo, hipovitaminose D, raquitismo ou osteomalácia, início da realimentação em desnutridos, hiperinsulinismo, gota aguda, excesso de quelantes de P, Síndrome de Cushing, intoxicação por salicilato.

Glicose (jejum)
70-100 mg/dL

↑ no diabetes mellitus, Síndrome de Cushing, deficiência de tiamina, acromegalia, gigantismo, infecções severas, pancreatite, doença hepática crônica, inatividade física prolongada, desnutrição crônica, deficiência de potássio, uso de drogas: corticosteroides, doses elevadas de anti-hipertensivos, ciclosporina.

↓ na overdose de insulina, carcinoma de pâncreas, sepse bacteriana, hipotireoidismo, Doença de Addison, doença hepática, doença de reserva de glicogênio, abuso de álcool, privação alimentar prolongada, exercício extenuante, pancreatite, drogas hipoglicemiantes orais.

Hematócrito M: 40-50% F: 35-45%	↑ na desidratação, policitemia, choque. ↓ na anemia (<30%), perda sanguínea, hemólise, leucemia, hipertireoidismo, cirrose, hiper-hidratação.
Hemoglobina M: 13,5-18 g/dL F: 12-16 g/dL	↑ em queimaduras severas, policitemia, insuficiência cardíaca, talassemia, doença pulmonar obstrutiva crônica (DPOC), desidratação. ↓ na anemia, hipertireoidismo, cirrose, doenças sistêmicas (leucemia, lúpus, doença de Rodkin).
Hemoglobina Glicosilada (controle da glicose a longo prazo: 2-3m.) 3,6-5,3%	↑ no diabetes mellitus malcontrolado/ recém-diagnosticado, talassemia, diabetes bem-controlado: <9%; controle regular: 9-12%; malcontrolado: >12%. ↓ na gestação, anemia falciforme.
Hemoglobina Globular Média (HGM) 26-34 g/eritrócitos	↑ na anemia macrocítica, falso aumento na hiperlipidemia. ↓ na anemia microcítica.
Hemograma	consiste de: leucócitos, eritrócitos, hemoglobina, hematócrito, VGM, HGM, CHGM. Alguns laboratórios incluem plaquetas.
Homocisteína 5,5-17 mol/L	↑ na deficiência de folato, metabolismo alterado da vitamina B12, deficiência da β-cistationina sintetase. É fator de risco para doença cardiovascular.

Hormônio tireotrófico (TSH) 21 a 54 anos: 0,4-4,2 u/L 55 a 67 anos: 0,5-8,9 u/L	↑ no hipotireoidismo primário. ↓ no hipertireoidismo, hipotireoidismo secundário, terapia com hormônio da tireoide.
Leucócitos 4,5-11 x 10³	↑ (leucocitose) na leucemia, infecção bacteriana, hemorragia, trauma ou injúria tissular, câncer. ↓ (leucopenia) em algumas infecções virais, quimioterapia, radiação, depressão da medula óssea.
Leucograma (contagem diferencial de leucócitos)	consiste de: monócitos, linfócitos, basófilos, eosinófilos e neutrófilos.
Monócitos 0-12% 90-900/mm³	↑ (monocitose) em tuberculose, colite ulcerativa, leucemia monocítica aguda, mieloma múltiplo, Doença de Rodkin, lúpus, artrite reumatoide, febre. ↓ (monocitopenia) em anemia aplástica.
Linfócitos 20-50% 1.500-5.000/ mm³	↑ (linfocitose) em hepatite viral, infecção por citomegalovírus, toxoplasmose, rubéola, infecção aguda por HIV, leucemia linfocítica crônica e aguda. ↓ (linfocitopenia) em infecções e enfermidades agudas, Doença de Rodkin, lúpus, anemia aplástica, insuficiência renal, Aids, carcinoma terminal. Desnutrição leve = 1.200-1.500mm³, moderada = 800-1.200mm³, severa = <800mm³.

Basófilos 0-2% 0-200/mm³	↑ (basofilia) em colite ulcerativa, sinusite crônica, nefrose, anemias hemolíticas crônicas, Doença de Rodkin, pós-esplenectomia. ↓ (basopenia) em hipertireoidismo, gestação, estresse, infecção aguda, Síndrome de Cushing.
Eosinófilos 0-5% 50-500/mm³	↑ (eosinofilia) em asma brônquica, urticária, infecções parasitárias, leucemia mieloide crônica, policitemia, anemia perniciosa, Doença de Rodkin, neoplasias malignas, irradiação, artrite reumatoide, tuberculose. ↓ (eosinopenia) em eclâmpsia, grandes cirurgias, choque.
Neutrófilos 40-80% 1.800-8.000/mm³	↑ (neutrofilia) em infecções, desordens inflamatórias (artrite reumatoide, dano tissular, infarto do miocárdio, gota, pancreatite, colite, peritonite, nefrite), diabetes, uremia, eclâmpsia, necrose hepática, policitemia, pós-esplenectomia, anemias hemolíticas, hemorragia, queimaduras, gestação, choque, neoplasias malignas. ↓ (neutropenia) em infecções, anemia aplástica, leucemias agudas, anemia megaloblástica, anemia ferropriva, hipotireoidismo, cirrose.
Magnésio 1,9-2,5 mg/dL	↑ na insuficiência renal, acidose diabética, hipotireoidismo, Doença de Addison, desidratação, excesso de uso de suplemento de magnésio ou antiácido. ↓ na diarreia crônica, perdas gastrointestinais, queimaduras, alcoolismo, pancreatite, doença renal, cirrose hepática, toxemia de gestação, hipertireoidismo, má absorção, colite ulcerativa, diuréticos, depletores de potássio, desnutrição.

Potássio 3,6-5,0 mEq/L	↑ (hipercalemia) na insuficiência renal, trauma, dano tissular, acidose, Doença de Addison, diabetes mellitus não controlada, hemorragia interna, infecção, febre, queimaduras, excesso de suplemento de potássio, hemólise. ↓ (hipocalemia) na perda gastrointestinal; ex.: drenagem nasogástrica, vômito excessivo, diarreia, abuso de álcool, má absorção, desnutrição, febre, alcalose, estresse crônico, diurético depletor de potássio, uso de esteroide e estrogênio, doença hepática com ascite, insuficiência renal.
Pré-albumina **(transtiretina)** 19-38 mg/dL	meia-vida = 2-3 dias. Valor não afetado por def. de ferro. ↑ na insuficiência renal, Doença de Rodkin. ↓ em estados catabólicos agudos, doença hepática, estresse, infecção, cirurgia, desnutrição, ingestão proteica baixa. Desnutrição proteica: leve =10-15mg/dl; moderada = 5-10mg/dl; severa = <5mg/dl.
Proteína total 6,3-8,1 g/dL	↑ na desidratação, doenças que elevam a globulina. ↓ na deficiência proteica, doença hepática severa, desnutrição, diarreia, queimaduras severas ou infecção, edema, síndrome nefrótica.
Proteína **C-reativa** **(PCR)** <0,8 mg/dL	↑ na inflamação arterial, infecções bacterianas (apendicite, otite média, pielonefrite, doença inflamatória pélvica), câncer, Doença de Crohn, infarto do miocárdio, pancreatite, febre reumática, artrite reumatoide, obesidade.

Proteína (urina) 50-150 mg/24h	↑ na síndrome nefrótica, nefropatia diabética, mieloma múltiplo, Síndrome de Falconi, sarcoidose, anemia falciforme, neoplasia e inflamações do trato urinário, após exercício.
Reticulócitos 0,5-2,0%	↑ nas anemias hemolíticas, 3 a 4 dias pós-hemorragias, anemia falciforme. ↓ nas anemias ferroprivas, aplástica e perniciosa não tratadas, infecção crônica, radioterapia, problemas endócrinos, tumor da medula óssea, síndromes mielodisplásicas.
Sódio 137-145 mEq/L	↑ (hipernatremia) na desidratação e ingestão hídrica baixa (crianças, idosos e enfermos), uso de diuréticos, insuficiência renal, diabetes insipidus (diurese osmótica), Síndrome de Cushing, coma, hiperaldosteronismo primário. ↓ (hiponatremia) em edema, queimaduras severas, vômito/diarreia severos, diuréticos, hipotireoidismo, intoxicação hídrica, Doença de Addison, insuficiência cardíaca congestiva, insuficiência hepática, insuficiência renal, privação alimentar prolongada, hiperglicemia, má absorção.
Tempo de Protrombina 70-100% de atividade	↑ na deficiência de protrombina, deficiência de vit. K, doença hepática, fibrinogênio diminuído, terapia anticoagulante, obstrução biliar, intoxicação por salicilato, hipervitaminose A, coagulação intravascular disseminada.

Tempo de Tromboplastina Parcial (TTP) <1,2	Triagem para distúrbios de coagulação e para monitorar terapia com heparina. ↑ na deficiência de vit. K, hemofilia, doença hepática, coagulação intravascular disseminada, terapia com antibiótico, deficiências ou defeitos de fatores de coagulação. ↓ no câncer extensivo (exceto com envolvimento hepático), hemorragia aguda, início da coagulação intravascular disseminada.
Tiroxina total (T4) 4,5-12 g/dL	↑ no hipertireoidismo, hepatite (primeiras 4 sem.), uso de estrogênio, gestação. ↓ no hipotireoidismo, nefrose, cirrose, desnutrição, hipoproteinemia.
Transaminase glutâmico-oxaloacética (TGO) ou Aspartato amino- transferase (AST) M: até 38 U/L F: até 32 U/L	↑ na injúria/morte celular: infarto do miocárdio (4-10 vezes maior que o normal; diminui p/basal em torno do 4º dia), cirrose aguda, hepatite, pancreatite ou doença renal, câncer, alcoolismo, hipotireoidismo, queimaduras, trauma, injúria por esmagamento, distrofia muscular, gangrena. ↓ no diabetes mellitus não controlado (c/acidose), beribéri (def. tiamina).
Transaminase glutâmico-pirúvica (TGP) ou Alanina anino-transferase (ALT) M: até 41 U/L F: até 31 U/L	↑ na hepatite, icterícia, cirrose, câncer hepático, infarto do miocárdio, queimaduras severas, trauma, choque, mononucleose, pancreatite, obesidade.

Transferrina 200-400 mg/dL	↑ nas reservas inadequadas de Fe, anemia por deficiência de Fe, hepatite aguda, policitemia, gestação. ↓ na anemia perniciosa e falciforme, infecção, câncer, doença hepática, desnutrição, síndrome nefrótica, talassemia.
Triglicerídeos Desejável: <150 mg/dL Limite: 150-199 mg/dL Alto: 200-499 mg/dL Muito alto: 500 mg/dL	↑ nas hiperlipidemias, doença hepática, pancreatite, diabetes mellitus malcontrolado, hipotireoidismo, infarto do miocárdio, alcoolismo, ingestão alta de açúcar e/ou gordura. ↓ na desnutrição, síndrome de má absorção, hipertireoidismo (DPOC).
Triiodotironina (T3) 20-50: 70-200ng/dL 50-90: 40-180ng/dL	↑ no hipertireoidismo, terapia com hormônio da total tireoide, gestação. ↓ no hipotireoidismo.
Uréia 10-45 mg/dL	↑ na insuficiência renal, choque, desidratação, infecção, diabetes mellitus, gota crônica, ingestão/catabolismo proteico excessivo, infarto. ↓ na insuficiência hepática, desnutrição, má absorção, hiper-hidratação, gestação.
Vitamina A Retinol: 360-1.200 g/L	↓ na cirrose, def. de zinco, hiperqueratose, manchas de Bitot, xeroftalmia, ceratomalácia

Vitamina B2 Normal: 3-15 g/dL Limite: 2,0 g/dL Reduzido: <2,0 g/dL	↓ na anemia normocítica e normocrônica, neuropatias progressivas, como a Síndrome do túnel do carpo, alcoolismo, infecções, neoplasias, pelagra, desnutrição, gestação, lactação.
Vitamina B6 5-30 ng/mL	↓ no alcoolismo crônico, síndromes de má absorção, uso de medicamentos, como a Isoniazida.
Vitamina B12 190-900 ng/L	↑ (>1.100pg/ml) na doença hepática, algumas leucemias, câncer (especialmente c/ metástase hepática), gestação. ↓ (<100pg/ml) na anemia perniciosa, síndromes de má absorção, hipotireoidismo primário, diminuição da mucosa gástrica (gastrectomia ou câncer gástrico), dieta vegetariana, acloridria.
Vitamina D 15-60 pg/mL	↓ na insuficiência renal crônica e cirrose
Vitamina E 5,5-17,0 mg/L Deficiência: <3,0 mg/L Excesso: >40 mg/L	↓ na hepatopatia crônica, síndrome de má absorção, desnutrição.
Vitamina K 0,09-2,22 ng/mL	↓ na má absorção de gorduras, bloqueio do fluxo biliar, antibioticoterapia.

Volume Globular Médio (VGM) 87-103 mm^3	↑ no abuso de álcool, anemia perniciosa macrocítica/megaloblástica, deficiência de vitamina B12 e/ou folato. ↓ nas anemias hipocrômicas e microcíticas, anemia por desordens crônicas, talassemia.
Zinco (Zn) 0,66-1,1 g/mL	↑ na insuficiência cardíaca congestiva (ICC), aterosclerose, osteosarcoma. ↓ na desnutrição, diálise, enteropatia perdedora de proteína, doença inflamatória intestinal, síndrome nefrótica, queimaduras ou trauma, nutrição parenteral prolongada, alcoolismo, cirrose alcoólica ou pancreatite, anorexia, anemia perniciosa ou falciforme, câncer com metástase hepática, tuberculose, talassemia, hipoalbuminemia.

Alimentos fontes de nutrientes

As tabelas abaixo relacionadas expõem de forma decrescente o conteúdo centesimal de nutrientes citados nos alimentos (minerais e vitaminas), com as respectivas recomendações diárias (RDA [1989], RDI [1997, 2000 e 2001], ADA [2001], AHA [1998]). Posteriormente são apresentados alimentos que contêm componentes que influenciam o sistema digestório, bem como fontes de ácidos graxos e colesterol.

1. Minerais

Sódio

Alimento	quantidade (mg)
Caldo de carne em cubo	24.000,0
Bacalhau dessecado e salgado	5.728,0
Carne-seca, charque	4.300,0
Alga kombu, folhas finas crespas	4.102,1
Azeitona verde enlatada	2.807,6
Alga kombu, folhas largas	2.805,3
Caviar granulado	2.200,0

Biscoitos de leite	973,0
Bolacha água e sal	835,6
Chucrute	730,0
Arenque defumado	703,0
Bacon	680,0
Leite de vaca desnatado, em pó	664,0
Leite de vaca integral, em pó	457,9

(RDA, 1989 adultos: 1.100-3.300mg/dia)

Potássio

Alimento	quantidade (mg)
Feijão (média)	1.397,0
Uva-passa	842,0
Alfafa	620,0
Ameixa seca	615,0
Folhas de taioba	991,2
Mandioquinha ou batata-baroa	586,6
Chicória	519,5
Melão	429,4
Salmão cozido	396,0
Batata-inglesa	394,4
Almeirão	371,2
Banana-prata	370,0
Maracujá	360,0
Folhas de acelga	391,4
Abacate	347,1
Banana-d'água	333,4
Couve (média)	325,3

Brócolis	255,2
Mamão	212,1
Tomate	209,4

(RDA, 1989 adultos: 1.875-5.625mg/dia)

Cálcio

Alimento	quantidade (mg)
Queijo parmesão	1.357,0
Queijo prato	1.023,0
Queijo minas	685,0
Manjuba	530,0
Amêndoa	497,0
Gergelim	417,0
Sardinha	402,0
Flor crua de brócolis	400,0
Aveia	392,0
Corvina	330,0
Couve-manteiga	300,0
Avelã	287,0
Castanha-do-pará	172,0
Agrião	168,0
Leite desnatado	123,0

(RDI, 1997 adultos: 1.000-2.500mg/dia)

Ferro

Alimento	quantidade (mg)
Melado de cana	22,3
Flocos de cereais	12,5
Fígado de boi cru	12,1

Açaí	11,8
Melaço	7,4
Folha-de-abóbora	5,5
Soja (média)	5,4
Gema de ovo de galinha cozida	4,8
Carne de boi cozida	3,8
Sardinha (média)	3,8
Acelga, folhas e talos	3,6
Folhas-de-beterraba	3,1
Pimentão maduro cru	2,9
Ovo de galinha inteiro cozido	2,7
Agrião	2,6
Beterraba crua	2,5
Lentilha seca cozida	2,4
Broto de bambu	2,5
Carne de frango assada	2,0

(RDI, 2001: homens 6-45mg/dia; mulheres <50 anos 8,1-45mg; mulheres >50 anos 5,0-45mg/dia)

Fósforo

Alimento	quantidade (mg)
Levedo de cerveja em pó	2.943,0
Sementes de abóbora	1.122,0
Gérmen de trigo	1.071,0
Leite desidratado desengordurado	1.000,0
Queijo parmesão	994,0
Bacalhau	891,0
Castanha-do-pará	746,0
Farinha de soja	725,0

Farinha de amendoim	720,0
Queijo gorgonzola	698,0
Nescau	686,0
Leite de soja em pó	674,0
Óleo de girassol	671,0
Sustagem®	638,0
Castanha-de-caju	575,0
Farinha de centeio	536,0
Cominho em pó	506,0
Gema de ovo	500,0

(RDI, 1997 adultos: 580-4.000mg/dia)

	Magnésio
Alimento	*quantidade (mg)*
Soja	148,0
Figo	111,0
Ostra	92,0
Feijão fradinho	91,0
Linguado	91,0
Amêndoa	89,0
Cavalinha	83,0
Espinafre	79,0
Grão-de-bico	78,0
Abacate	70,0
Nozes	57,0
Quiabo	46,0
Farelo de aveia	42,0
Bacalhau	36,0

Uva-passa	33,0
Leite integral	33,0
Ervilha-verde	31,0
Leite desnatado	28,0

(RDI, 1997: homens 350 mg/dia;
mulheres 265-350mg/dia)

Enxofre

Alimento	*quantidade (mg)*
Carne Bovina	530,0
Alho	450,0
Bacalhau	437,0
Gérmen de trigo	350,0
Repolho	329,0
Fígado	325,0
Couve	316,0
Camarão	300,0
Carne de frango	300,0
Feijão (média)	278,0
Carne de porco	270,0
Amêndoa	241,0
Aveia	209,0
Aipo	154,0
Agrião	147,0
Chocolate	135,0
Cebola	104,0
Ovo	100,0
Grão-de-bico	95,0

Couve-flor	84,0
Milho	80,0

Zinco

Alimento	quantidade (mg)
Ostra crua, sem concha	63,0
Agrião fresco	60,0
Endívia fresca	10,0
Farelo de trigo	11,3
Tahine (pasta de gergelim)	11,3
Cogumelos frescos	9,7
Semente de abóbora	9,0
Broto de alfafa	9,0
Escarola	8,8
Salsinha fresca	7,3
Carne assada	7,0
Fígado de boi	7,0
Acelga	6,4
Gema de ovo	5,4
Peru, carne escura	5,0
Aveia	5,0
Lentilha	5,0
Espinafre fresco	4,3

(RDI, 2001: homens = 9,4-40mg/dia; mulheres = 6,8-40mg/dia)

2. Vitaminas

Vitamina A

Alimento	quantidade (mcg)
Azeite de dendê	45.920,0
Salsa	7.000,0
Fígado de boi frito	3.004,0
Escarola crua	2.000,0
Alfafa	1.040,0
Batata-doce, folhas de	975,0
Margarina vegetal	924,0
Cenoura cozida	900,0
Alfavaca	750,0
Mostarda, folhas	700,0
Bertalha	693,0
Pimentão vermelho	650,0
Couve	650,0
Brócolis	600,0
Abóbora, folhas tenras e pontas	600,0
Espinafre cozido	570,0
Ovo de galinha	500,0

(RDI, 2001: homens = 625-3.000mcg/dia; mulheres = 500-3.000mcg/dia)

Vitamina B1 (tiamina)

Alimento	quantidade (mg)
Levedo de cerveja	7,00
Amendoim	3,80
Farelo de arroz	1,40

Sustagem®	1,10
Presunto	0,88
Gérmen de trigo	0,81
Lombo de porco cozido	0,75
Farinha de trigo integral	0,66
Aveia em flocos crus	0,50
Farelo de milho	0,46
Costeleta de porco	0,43
Flocos de milho	0,40
Feijão fradinho	0,35
Lentilhas	0,34
Feijão soja	0,27

(RDI, 2000: homens = 1,0-1,2mg/dia; mulheres = 0,9-1,1mg/dia)

Vitamina B2 (riboflavina)

Alimento	quantidade (mg)
Fígado de boi	2,40
Amendoim	1,80
Açafrão	1,10
Cacau em pó	1,10
Farelo de arroz	1,10
Carne-seca	0,95
Coração de boi	0,75
Fubá de milho	0,62
Castanha-de-caju torrada	0,56
Avelã	0,55
Amêndoa	0,50
Brócolis	0,35

Camarão seco e salgado	0,34
Abacate	0,33
Batata-inglesa crua	0,32
Ameixa seca	0,30
Batata-inglesa assada	0,20
Farinha de mandioca crua	0,10

(RDI, 2000: homens = 1,1-1,3mg/dia;
mulheres = 0,9-1,1mg/dia)

Vitamina B3 (niacina)

Alimento	quantidade (mg)
Amendoim tostado	16,80
Carne de boi magra grelhada	7,20
Avelã	5,00
Frango cozido	5,40
Açafrão em pó	5,40
Castanha-de-caju torrada	4,50
Folha-de-abóbora	3,20
Semente de abóbora	2,90
Abobrinha verde crua com casca	2,90
Caju	2,56
Carne de soja	2,30
Acelga crua, folhas	2,20
Batata-inglesa cozida	1,90
Arroz polido	1,20
Banana-d'água	1,18
Caldo de cana	1,12
Flocos de aveia crus	0,80

(RDI, 2000: adultos = 11-35mg/dia)

Vitamina B5 (ácido pantotênico)

Alimento	quantidade (mcg)
Fígado de boi	5,92
Fígado de galinha	5,41
Farinha de soja desengordurada	2,00
Ovo	1,70
Abacate	1,68
Farinha de aveia	1,00
Frango	0,97
Iogurte integral	0,88
Batata-doce	0,87
Mamão papaia	0,81
Figos secos	0,81
Leite integral	0,76
Peru	0,63
Tomate	0,35
Suco de laranja	0,47

(RDI, 2000: adultos = 5,0mcg/dia)

Vitamina B6 (piridoxina)

Alimento	quantidade (mg)
Gérmen de trigo tostado	1,10
Nozes	0,75
Batata-inglesa assada com casca	0,70
Banana	0,66
Fígado de galinha cozido	0,65
Abacate	0,48
Carne bovina (alcatra)	0,45

Feijão soja	0,40
Lentilha	0,35
Cenoura	0,11
Leite (desnatado ou integral)	0,10

(RDI, 2000: adultos = 1,1-100mg/dia)

Vitamina B12 (cianocobalamina)

Alimento	quantidade (mcg)
Fígado de boi	111,80
Mexilhões	84,05
Ostras cozidas no vapor	32,63
Cavala assada	16,18
Salmão assado	4,93
Carne bovina grelhada	2,93
Lombo grelhado	2,86
Ovo	1,40
Leite desnatado ou integral	0,87
Frango	0,34
Queijo suíço	1,86

(RDI, 2000: adultos = 2,0-2,4mcg/dia)

Ácido fólico

Alimento	quantidade (mcg)
Feijão malhado	794,0
Fígado de galinha cozido	770,0
Gérmen de trigo	399,3
Feijão fradinho cozido	358,0
Grão-de-bico cozido	282,0

Espinafre	262,0
Feijão preto cozido	256,0
Feijão branco cozido	255,0
Abacate cru	113,0
Aspargos cozidos	88,0
Pão integral	56,0
Ervilhas-verdes cozidas	51,0
Laranja	47,0
Banana	22,0
(RDI, 2000 adultos: 320-1.000mcg/dia)	

Vitamina C

Alimento	*quantidade (mg)*
Mandioca, pontas e folhas	290,0
Caju	219,7
Salsa	183,4
Alfafa	162,0
Manga	146,0
Pimenta-vermelha	138,0
Fruta-do-conde	125,0
Bertalha	109,8
Couve	100,0
Mamão	83,5
Goiaba	80,1
Inhame, folhas	80,0
Brócolis	80,0
Abóbora, folhas tenras e pontas	80,0
Limão, suco	79,0

Taioba	77,8
Morango	72,8
Rabanete	67,5
(RDI, 2000 adultos: 60-2.000mg/dia)	

Vitamina D

Alimento	quantidade (UI)
Óleo de fígado de arenque	140.000
Óleo de fígado de bacalhau	10.000
Sardinha enlatada	1.500
Salmão enlatado	220-440
Arenque enlatado	330
Camarão	150
Bacalhau	85
Fígado de galinha	50-65
Creme de leite	50
Fígado de porco	40
Fígado de boi	08-40
Manteiga	35
Gema de ovo	25
Queijo	12
Leite humano	0-10
Leite de vaca	0,3-4

(RDI, 2001 adultos: <50 anos = 5-50mcg/dia;
50-70 anos = 10-50mcg/dia; >70 anos = 15-50mcg/dia)

Vitamina E

Alimento	quantidade (mg)
Óleo de gérmen de trigo	145,0
Maionese Hellmann's®	78,6
Margarina Mazola®	57,1
Óleo de semente de girassol	43,6
Óleo de amêndoa	37,9
Óleo de açafroa	32,9
Amêndoa seca	24,0
Avelã seca	23,9
Óleo de milho Mazola®	21,4
Pasta de amendoim cremosa	18,8
Becel®	12,5
Amendoim torrado seco	7,8
Castanha-do-pará seca	7,6
Pistache seco	5,2
Batata-doce	4,6
Abacate	1,3
Manga	1,1

(RDA, 1989: adultos = 15mg/dia)

Vitamina K

Alimento	quantidade (mcg)
Folha de nabo	650,0
Óleo de soja	540,0
Espinafre cru	266,0
Lentilhas	223,0
Couve-flor crua	191,0

Repolho cru	149,0
Brócolis	132,0
Alface crua	112,0
Fígado de boi	104,0
Fígado de porco	88,0
Farelo de trigo	83,0
Fígado de galinha	80,0
Aveia seca	63,0
Óleo de milho	60,0

(RDI, 2001: mulheres = 90mcg/dia; homens = 120mcg/dia)

3. Componentes que influenciam o sistema digestório

	Ácido oxálico
Alimento (100g)	*quantidade (mg)*
Espinafre	822,0
Chá-preto	690,0
Chocolate	450,0
Pimenta-verde	390,0
Mortadela	156,0
Coração de galinha	150,0
Caldo de carne	100,0
Coração de boi	91,0
Ervilha seca	90,0
Goiaba-vermelha	65,0
Ameixa seca	56,0
Goiaba-branca	50,0

Café	45,0
Beterraba	40,0

Ácido úrico

Alimento (100g)	quantidade (mg)
Caldo de carne	2.563,0
Paté de fígado de boi	521,0
Arenque	368,0
Fígado de boi	330,0
Sardinha	310,0
Carne de porco	210,0
Pato	209,0
Lentilha seca	172,0
Linguiça de porco	145,0
Presunto de porco	138,0
Salmão cozido	96,0
Gérmen de trigo	84,0
Feijão preto	81,0
Ervilha seca	72,0

(Isentos de ác. úrico = feijão branco, rajado, azuki)

Ácido fítico

Alimento(100g)	quantidade (mg)
Amêndoas	1.280,0
Concentrado de proteína de soja	1.240,0
Aveia crua	943,0
Arroz integral	890,0
Ervilha seca	851,0
Farelo de trigo (28g)	843,0

Amendoim	748,0
Feijão	280,0
Gérmen de trigo (6g)	244,0
Cacau em pó (5g)	94,0

Alimento (100g)	Fibra total quantidade (g)
Farelo de trigo cru	39,5
Gérmen de trigo	23,4
Farinha de centeio	18,3
Pipoca	17,8
Trigo para quibe	17,6
Gérmen de trigo cru	16,2
Farinha de aveia crua	10,5
Farinha de mandioca crua	10,4
Farinha de aveia cozida	2,1
Jiló cozido	8,7
Lentilha	7,3
Farelo de aveia cru	7,0
Farelo de aveia cozido	2,2
Milho verde cozido	5,2
Feijão preto cozido	5,4

(ADA, 2001: adultos 20-30g/dia)

Hortaliças e frutas ricas em fibras solúveis

Abacate, abacaxi, acerola, agrião, alface, alho, almeirão, ameixa, avelã, banana-da-terra, banana-maçã, banana-prata, batatas, berinjela, beterraba cozida, caqui, cará, cebola, cenoura cozida, figo, fruta-do-conde, inhame, jabuticaba, jaca, jambo, kiwi, laranja, maçã, mamão, mandioca, manga, maracujá, maxixe, melancia, melão, mostarda, nabo, nêspera, nozes, pepino, pera, pêssego, rabanete, repolho, tangerina, uva.

Hortaliças e frutas ricas em fibras insolúveis

Abóbora, abobrinha, acelga, agrião, alho-poró, amêndoa, aspargo, azeitona, banana-d'água, bertalha, brócolis, caju, carambola, castanha, chicória, cogumelo, couve-flor, espinafre, goiaba, jatobá, jiló, morango, palmito, pimentão, quiabo, taioba, tomate, vagem.

Alimentos de difícil digestibilidade

Abacate, agrião, alho, banana d'água, batata-doce, bebidas gasosas (refrigerantes), bebidas fermentadas (cerveja e vinho), brócolis, carnes gordas, cebola, creme de leite integral, couve-flor, couve, doces concentrados, embutidos, fava, feijão, frutas oleaginosas, goiaba, grão-de-bico, jaca, lentilha, melão, melancia, milho verde, molhos concentrados, nabo, ovo cozido, pepino, pimentão, queijos concentrados tipo roquefort e parmesão, rabanete, repolho, uva, vísceras.

Alimentos laxativos

Abacate, abacaxi, abobrinha, acelga, agrião, alface, ameixa-preta e amarela, avelã, bacon, berinjela, bertalha, brócolis, compotas, carnes gordas, castanha-do-pará, cenoura crua, cereais integrais, chicória, couve, creme de leite, embutidos, farinha de aveia, aveia em flocos, Neston®, feijão, figo, fubá, frutas oleaginosas, frutas secas, geleias, gema de ovo, grão-de-bico, jaca, kiwi, laranja, lentilha, maionese, mamão, manga, melado, molhos picantes, morango, palmito, passas, pimentão, queijos concentrados, quiabo, sapoti, tangerina, uva, vagem, inhame.

Alimentos constipantes

Amido de milho, batata-inglesa, banana-prata, banana-maçã, cream cracker, cará, caju, cenoura cozida, cevada, chá-preto, creme de arroz, fécula de batata, goiaba, limonada, maçã, maisena, farinha de arroz.

4. Colesterol e ácidos graxos

	Colesterol
Alimento (100g)	*quantidade (mg)*
Miolo de boi	2.360,0
Ovo de pata (gema)	2.647,0
Ovo de galinha (gema)	1.500,0
Fígado de boi	320,0
Manteiga	262,0
Ostra	230,0
Lagosta	145,0
Coração de galinha	127,0
Camarão	125,0
Carne de boi magra	123,0
Linguiça de porco	123,0
Lombo de porco	98,7
Peixe	70,0
Leite integral	13,00

(AHA, 2001: adultos até 300mg)

Alimentos ricos em ácidos graxos saturados
Óleo de coco, manteiga, óleo de palma (dendê), leite integral, bacon, toucinho, carne bovina gorda, queijos amarelos.

Alimentos ricos em ácidos graxos poli-insaturados ômega-6
Óleos de soja, milho, girassol, algodão.

Alimentos ricos em ácidos graxos poli-insaturados ômega-3
Semente de linhaça, arenque, óleo de bacalhau, atum, salmão, sardinha, cavalinha, espinafre, couve, rúcula.

Alimentos ricos em ácidos graxos monoinsaturados
Azeite de oliva, óleo de canola, amendoim, óleo de gergelim, nozes, abacate, castanha-do-pará, amêndoas, castanha-de-caju.

Alimentos ricos em ácidos graxos trans
Biscoitos recheados, bolos industrializados, sorvetes, empanados industrializados (Nuggets®, filé de frango), hambúrguer, congelados industrializados, produtos de panificação (*croissants*, pães doces, folheados), biscoitos industrializados e margarinas sólidas.

7
Recomendações nutricionais nos ciclos normais da vida e em doenças

Este capítulo visa propor recomendações objetivas de alimentos e preparações em condições fisiológicas do ciclo normal da vida do adulto, bem como para as diferentes alterações fisiopatológicas mais frequentes no paciente em atendimento ambulatorial. Portanto, não substitui a pesquisa em livros-texto para maior aprofundamento no assunto.

Acne

É uma doença de pele, multifatorial, que se manifesta por um quadro inflamatório das unidades pilossebáceas (pelos e glândulas de gordura) de algumas áreas do corpo (rosto, peito e costas). Desta forma, a dieta deve colaborar na redução da atividade das glândulas sebáceas, bem como modular a resposta inflamatória, através de nutrientes anti-inflamatórios.

Preferir

- alimentos fonte de *isoflavonas*: farinha de soja, grão de soja e tofu (estrógeno reduz atividade das glândulas sebáceas);

- alimentos fonte de *zinco*: carnes, ovos, nozes, leite; *selênio*: pão integral, aveia, castanha-de-caju, camarão (reduzem formação de radicais livres responsáveis pela inflamação da acne);

- outros antioxidantes: *Vit.* C: laranja, acerola, kiwi, goiaba, mamão, salsinha, pimentão verde; *Vit. E*: semente de girassol e oleaginosas; *Vit. A*: cenoura, abóbora, couve, espinafre;

- *ácido pantotênico* (para adequado metabolismo dos ácidos graxos, impedindo a hipersecreção sebácea): semente de girassol, cogumelos, salmão, fígado de galinha e farinha de soja;

- alimentos fonte de *W-3* (anti-inflamatório): peixes gordos (salmão, sardinha, atum) e folhosos verde-escuros;

- alimentos fonte de *monoinsaturados* (anti-inflamatório e antioxidante): abacate, azeite de oliva extra virgem, óleo de canola;

- em uso da droga isotretiona, fontes de *cálcio*: leite e derivados, ovos, brócolis, couve-flor; *Vit. D*: óleo de fígado de bacalhau, margarina, manteiga, peixes;

- sugestão de suco: 2 fatias de abacaxi, 1/2 pepino, 1/2 maçã sem semente (estimula secreções digestivas, fonte de antioxidantes).

Evitar

- alimentos alergênicos: frutos do mar, chocolate, amendoim, castanhas, suínos e enlatados;

- em uso da droga isotretiona (levam a dislipidemias): fonte de gordura saturada: leite integral, manteiga, embutidos, óleo de coco, bacon, carnes gordas e açúcares simples: bolos, doces, balas, refrescos, refrigerantes;
- excesso de W-6 (pró-inflamatório): óleo de milho, girassol, soja;
- mais que 1 copo de leite integral por dia.

Adultos (18-65 anos)

Nesta etapa, a nutrição deve ser vista como uma forma de melhorar a qualidade de vida e aumentar a longevidade. Para isso, deve-se prevenir ou retardar a obesidade, hipertensão, osteoporose, doenças cardiovasculares, desordens renais e condições oncológicas através da alimentação equilibrada, rica em micronutrientes e controlada em calorias.

Preferir

- 2 a 3 porções de leite, 2 a 3 porções de carnes ou substitutos, 3 a 5 porções de hortaliças, 2 a 4 porções de frutas e 6 a 12 porções de cereais;
- frutas e hortaliças ricas em vitamina A: mamão, abóbora, cenoura, batata-doce, espinafre;
- frutas e hortaliças ricas em vitamina C: laranja, morango, tomate, caju, salsa, manga;
- arroz, pão e biscoito integral;
- soja, nozes, amêndoas, berinjela, quiabo, aveia (reduzem o colesterol);

- couve-flor, repolho, brócolis, couve-de-bruxelas (protegem contra o câncer);
- leite e derivados magros, sardinha, salmão, pescada (previnem a osteoporose);
- banana, laranja, melancia, feijão, uva-passa, ameixa seca (previnem a hipertensão).

Evitar

- excesso de açúcar;
- alimentos refinados: pão branco, arroz branco;
- excesso de óleos nos refogados, manteiga/margarina nos pães e biscoitos;
- excesso de bebidas alcoólicas;
- alimentos industrializados;
- excesso de cloreto de sódio.

Alergia alimentar

É uma resposta imune, geralmente a partir da imunoglobulina E (IgE), com liberação de histamina e serotonina. Resulta da hipersensibilidade ao antígeno do alimento, usualmente a proteína. Mais de 90% das alergias são causadas por 8 alimentos: ovos, leite, trigo, soja, peixe, frutos do mar, amendoins e nozes. O objetivo da orientação alimentar é identificar o(s) alimento(s) agressor(es), através da dieta de eliminação, e evitar deficiências nutricionais, substituindo os alimentos causadores das manifestações por outros que forneçam nutrientes semelhantes.

Preferir

- óleos vegetais (soja, azeite, girassol e canola);
- banana, maçã e pera cozidas;
- fécula de batata, maisena, polvilho;
- Dextrosol®, Nidex®;
- óleo de coco ou TCM® (triglicerídeo de cadeia média);
- normalizar as funções intestinais (ofertar quantidade suficiente de líquidos e fibras);
- dieta de eliminação durante cinco dias:

desjejum = chá claro + biscoito maisena;

almoço = caldo de verduras + cenoura + aipim;

jantar = peito frango + arroz + abóbora;

Obs.: se o paciente não apresentar reação, incorporar novos alimentos a cada três dias.

Evitar

- alimentos alergênicos durante o período de dieta de eliminação: leite, ovos, peixe, frutos do mar, milho, chocolate, trigo e produtos com glúten, cítricos, manteiga, tomate, morango, carne suína e bovina, amendoim, produtos com corantes (principalmente tartrazina) ou aditivos químicos;
- bebidas alcoólicas;
- condimentos irritantes: pimenta, curry, páprica;
- alimentos ricos em tiramina: queijos curados (prato, parmesão, roquefort, cheddar, gruyère), arenque, conservas de peixe, carnes defumadas e salgadas, vinho tinto;

- irritantes intestinais como fenolftaleína: lactopurga e Almeida Prado 46.

Anemia falciforme

É uma anemia hemolítica hereditária. As hemácias apresentam formato de foice ou meia-lua, dificultando desta forma a passagem pelos vasos sanguíneos e causando dor, o que caracteriza a crise de falcização. A desidratação e a hemoconcentração precipitam as crises vaso-oclusivas. As deficiências de zinco, cobre e vitamina E se associam com o aparecimento das úlceras, enquanto as de folato, B6 e B12, se associam à elevação da homocisteína. Deve-se ainda atentar para a sobrecarga de ferro, especialmente após as transfusões.

Preferir

- leite, chá-preto, chá-mate durante as refeições;
- 8-10 copos de 200ml de líquidos/dia;
- alimentos ricos em ácido fólico: folhosos crus, iogurte, peixes, passas, abacaxi, aveia, gérmen de trigo, banana e batata;
- alimentos ricos em zinco: leite e derivados, cereais de grãos integrais, nozes e produtos de soja;
- alimentos ricos em cobre: nozes, grãos de cereais integrais.
- alimentos ricos em vitamina E: abacate, semente de girassol, castanha-do-pará, gérmen de trigo, amêndoas, azeite de oliva e salmão.

Evitar

- alimentos com alto teor de ferro como fígado, miúdos, fórmulas enriquecidas com ferro;
- alimentos ricos em vitamina C nas principais refeições como laranja, goiaba, caju, acerola, açaí, limão;
- bebidas alcoólicas.

Anemia ferropriva (deficiência de ferro)

A deficiência de ferro no corpo pode resultar do consumo inadequado, falha na eritropoiese, má absorção de ferro, hemorragia ou aumento na demanda por gestações repetidas. Tem como manifestações a redução da capacidade cognitiva, fadiga, cefaleia, irritabilidade, unhas em coiloníquia, disfagia, flatulência, dores abdominais, anorexia, glossite, palidez e palpitações. Além de identificar e monitorar formas diversas de picamalácia (geofagia – consumo de argila, tijolo, terra –, amilofagia – consumo de amido e consumo excessivo de gelo), a dieta deve fornecer quantidade adequada de ferro e garantir sua biodisponibilidade, através do consumo de substâncias potencializadoras da absorção do ferro (ácido ascórbico, proteínas, ácidos orgânicos e vitamina A), e redução do consumo de substâncias inibidoras (cálcio, fitatos, oxalatos, taninos, fibras, EDTA, fosfatos, zinco e soja).

Preferir

- vísceras: fígado, rim, coração, moela, língua de vaca;

- sangue de boi e de galinha;
- carne bovina, aves e peixes;
- feijão preto, ervilha, lentilha e grão-de-bico;
- quiabo e jiló;
- inhame, aveia;
- jenipapo, figo, ameixa, uva-passa, açúcar mascavo, melado, banana-passa, açaí;
- alimentos ricos em ferro junto a alimentos ricos em vitamina C como limão, laranja, caju, acerola, abacaxi, tangerina, morango, em forma de suco, às principais refeições ou regue os alimentos ricos em ferro com gotas de limão;
- alimentos ricos em vitamina A/betacaroteno (couve, agrião, bertalha, almeirão, cenoura, abóbora, manga e mamão), B12 (peixes, fígado e carne bovina), ácido fólico (feijão, banana, abacaxi, laranja, lentilha e abóbora) e riboflavina (fígado, abacate, brócolis e fubá), pois participam da hematopoiese;
- alimentos ricos em outros ácidos orgânicos: ácido málico (maçã) e ácido cítrico (limão);
- desprezar a água de remolho do feijão.

Evitar

- alimentos ricos em fitatos: farelo de trigo, farelo de aveia e excesso de cereais integrais;
- alimentos ricos em oxalatos: espinafre, beterraba, farelo de trigo, nozes, chá-preto, chocolate e cacau;
- leite de soja, proteína vegetal texturizada, queijo de soja (tofu) e missô (pasta de soja);

- alimentos ricos em fosfatos: leite, queijo, gema do ovo, levedo de cerveja, sementes de abóbora, gérmen de trigo, castanha-do-pará, amendoim e leite de soja.

- alimentos ricos em ferro junto a alimentos ricos em cálcio (leite e derivados – não mais que 3 porções*/dia);

- chá-preto, chá-mate, café, álcool, refrigerantes do tipo cola nas refeições;

- alimentos industrializados que contenham EDTA (ácido etilenoediaminotetracético), pois reduzem 50% do ferro não heme.

Anemia megaloblástica (deficiência de ácido fólico ou B12)

Nestes tipos de anemia, a divisão celular é lenta, porém, o desenvolvimento citoplasmático ocorre normalmente, de modo que as células tendem a ser grandes. Na deficiência de ácido fólico pode ocorrer: glossite (inflamação da língua com dor e vermelhidão), anorexia, perda de peso, diarreia e queda de cabelo. Na deficiência de B12, o quadro clínico é semelhante ao do ácido fólico, acrescido de manifestações neurológicas: torpor e parestesia nas extremidades, fraqueza, irritabilidade e amnésia. Pela alta frequência de glossite, os alimentos não devem ser irritantes da mucosa oral, para que a anorexia seja corrigida.

* Uma porção de leite/derivados = 1 copo de 200ml de leite ou 1 fatia de queijo ou 150ml de iogurte ou coalhada.

Preferir

- dieta hiperproteica (1,5g/kg/dia) para regeneração sanguínea;

- alimentos ricos em ácido fólico: agrião, brócolis, espinafre, couve, alface, fígado, leveduras, carnes, feijão, aveia, centeio, iogurte, banana, melão, mamão, abacaxi, ostras, ovos, couve-flor, repolho, laranja, quiabo, nozes, lagosta, manga, beterraba, pão integral, lentilha, tomate, caqui;

- alimentos ricos em B12: fígado, rim, leite, iogurte, ovos, peixe, carne bovina, queijo;

- frutas e vegetais frescos ou com pouco cozimento.

Evitar

- bebidas alcoólicas;

- chá-preto, chá-mate e café.

Anorexia nervosa

Condição caracterizada por jejum voluntário e emagrecimento. Tem como manifestações o corpo caquético e prepubescente, cianose nas extremidades, pele seca e amarelada, bradicardia, complicações cardiovasculares, complicações do trato gastrointestinal, osteopenia e alterações no crescimento e desenvolvimento. A realimentação deve considerar as alterações fisiológicas e psicológicas, para que gradualmente o alimento seja bem digerido e desejado.

Preferir

- alimentos liquefeitos enriquecidos (sucos, vitaminas, sopas, mingaus) evoluindo para preparações pastosas;
- alimentos frios e/ou gelados;
- cereais integrais, leguminosas;
- doces, bolos, sorvetes;
- verduras cozidas e fracionadas;
- refeições fracionadas com volume reduzido (aproximadamente intervalo de 2 a 3 horas entre as refeições);
- refeições servidas em pratos grandes observando o colorido das preparações, a textura (preferência ao crocante), a variação do cardápio, o local da alimentação, o uso de condimentos e a empatia com a pessoa que lhe serve a refeição;
- acréscimo de 200kcal/semana ao VET até atingir o peso ideal.

Evitar

- preparações gordurosas: feijoada, lasanha, estrogonofe;
- frituras: bifes à milanesa ou fritos, salgadinhos, batata frita;
- tortas salgadas, empadões, empadas;
- doces com excesso de cremes: bombas, torta alemã, creme de leite nas sobremesas;

- refeições servidas em pratos pequenos;
- refeições com temperatura extremamente elevada;
- alimentos que causem desconforto (dor ou distensão abdominal).

Artrite reumatoide

É uma poliartrite crônica que afeta as pequenas articulações periféricas (mãos, joelhos, tornozelos, pés). Como o processo inflamatório é presente, a dieta deve fornecer os nutrientes geralmente depletados nesta condição. O peso deve ser monitorado considerando que a desnutrição é um achado frequente. Sugestões para simplificar o preparo das refeições devem ser fritas.

Preferir

- dieta hipercalórica e hiperproteica;
- alimentos com nutrientes anti-inflamatórios/antioxidantes: vit. C (pimentão vermelho e amarelo, tomate, acerola, caju, laranja, limão); vit. E (gérmen de trigo, amêndoa, castanha-do-pará, abacate); bromelina (abacaxi); cobre (grãos integrais, fígado, amêndoas); ômega-3 (sardinha, atum, salmão, cavala, óleo de fígado de bacalhau, espinafre, couve, bertalha);
- suco sugerido na centrífuga: salsa, 2 cenouras, 2 fatias de abacaxi, 1 fatia de gengibre, 1 folha de couve;
- azeite de oliva, óleo de canola, margarina com até 40% de lipídios;

- em caso de xerostomia: balas de limão/menta, dieta hiper-hídrica (sucos de frutas cítricas: limão, acerola, laranja); alimentos com temperos, ervas; se associada à disfagia vide recomendações para a mesma neste capítulo;
- em caso de constante uso de aspirina: alimentos ricos em vit. C (limão, acerola, laranja, kiwi) e piridoxina (aveia, banana, gérmen de trigo, batata-inglesa);
- em caso de constante uso de corticoides: alimentos ricos em cálcio (leite e derivados, ovos, brócolis, couve-flor) e vit. D (peixes, fígado de galinha, camarão, creme de leite, manteiga);
- chá de manjericão: para dor reumática;
- extrato/chá de gengibre: anti-inflamatório.

Evitar

- açúcar refinado, farinha refinada de trigo ou milho;
- em caso de constante uso de corticoide: sal e alimentos ricos em sódio (enlatados, embutidos, temperos prontos);
- álcool, chá-preto, chá-mate, café, refrigerantes à base de cola;
- alimentos associados a possíveis reações alérgicas: carne de porco, boi, leite e derivados, milho, frutos do mar, ovos, soja, centeio, aveia, trigo, laranja e uva;
- alimentos ricos em gordura saturada/trans: margarinas com 80% de lipídios, manteiga, folhados, empadões, bacon, óleo de coco, toucinho e azeite de dendê;

- suplementos de ferro (podem agravar o processo inflamatório).

Atividade física

A alimentação desempenha um papel importante na atividade física, pois prepara o organismo para o esforço, fornecendo os nutrientes necessários que irão variar de acordo com o tipo de exercício e o objetivo que se pretende alcançar como perda de peso ou ganho de massa muscular. Para isso, deve-se fornecer todos os nutrientes e líquidos, através de alimentos que não sobrecarreguem o sistema digestório.

Preferir

- média de 60% de CH, 15% de PTN e 25% de LIP;
- mínimo de 9 porções de pães, cereais, arroz e massas, 4 porções de hortaliças, 3 porções de frutas, 2 porções de leite, iogurte e queijo e 2 porções de carne, aves, peixes, ovos, feijão e nozes por dia;
- ingerir líquidos frios (são absorvidos mais rapidamente), independente da sede: 1ml/kcal através de água, sucos diluídos (1copo de água para cada copo de suco) ou isotônicos entre 16 e 20º C;
- óleo de oliva e canola;
- atletas de endurance (corredores de longa distância, nadadores, triatletas): 1,2 a 1,4g/kg/dia de proteínas; atletas de força (halterofilistas): 1,4 a 1,8g/kg/dia;
- carne bovina magra (alcatra, coxão duro, patinho), peito de frango, peixe, arroz/tortilha/pão de mi-

lho + feijão, pão torrado + sopa de ervilha, tofu + semente de gergelim;

- alimentos com altos índices glicêmicos *durante* ou *após* o exercício (entram rapidamente na corrente sanguínea): isotônicos (gatorade®), batata assada, cereais matinais, waffer, mel, melancia, pão branco, melado, picolé de frutas, maltodextrina;

- alimentos com moderado e baixo índices glicêmicos *antes* do exercício: pipoca, arroz integral, milho, feijão, macarrão, banana, maçã, pera, leite achocolatado, iogurte de frutas, grão-de-bico, damasco seco, leite, lentilhas;

- vitaminas do *Complexo B* (B1: levedo de cerveja, gérmen de trigo; B2: fígado, amendoim; B3: carne bovina magra, avelã, frango; B6: batata-inglesa, banana; folato: feijão, espinafre; B12: cavala, carne bovina, queijo).

Para competições prolongadas:

- *2 ou 3 dias antes* consumir 5 a 10g/kg/dia de carboidratos em preparações pobres em gordura: massas com molho, batata assada, pães e bolos simples, geleia e mel, cereais com leite e frutas, compotas, sucos e sorvetes de frutas, líquidos;

- *entre 1 e 4h antes da competição* 100 a 400kcal: *Desjejum*: cereal, leite desnatado, banana, torradas e sucos de frutas, pães com geleia/mel, iogurte; *Almoço*: sanduíche de pão integral, sopa e biscoitos, pizza de massa grossa e recheio simples; *Lanche*: biscoito, torrada, frutas frescas, iogurte;

Jantar: massa com molho de tomate, arroz, batata, verduras e pequena porção de carne;

- *durante a competição*: 200 a 300ml líquido a cada 20 minutos com 6 a 8% das calorias na forma de carboidratos (melhora a performance);
- *imediatamente após a competição*: repor líquidos, eletrólitos e carboidratos: melancia, uva, laranja, banana, sopa de hortaliças, isotônicos, sorvete de frutas;
- *2 horas após a competição*: 1 pão e suco de laranja, iogurte com mamão, cereal matinal com leite e banana, pão com queijo, massa à bolonhesa, batata assada com queijo branco, leite desnatado.

Evitar

- excesso de proteínas;
- diluir as bebidas isotônicas;
- excluir carne vermelha da dieta (boa fonte de ferro e zinco);
- excesso de suplementos de vitaminas A e D;
- excesso de manteiga, margarina, maionese que geralmente acompanham os alimentos ricos em carboidratos;
- queijos gordurosos, linguiças, salames, banha, gordura aparente de carnes, pele de aves.

Para competições prolongadas:

- massas com molho de queijo, batata frita, sonhos e *croissants*, margarina e maionese, omelete e bacon, sorvetes cremosos e *milk-shakes*, alimentos não familiares;

- refrigerantes e sucos não diluídos em excesso (são ricos em carboidratos e podem causar câimbras estomacais, náuseas e diarreia);
- bebidas cafeinadas como café, chá-preto, guaraná e coca-cola durante o exercício (podem causar desidratação).

Bulimia nervosa

É um transtorno alimentar caracterizado por episódios recorrentes de excessivo consumo de alimentos seguidos por uma ou mais atitudes compensatórias de prevenção do ganho de peso, como vômitos, jejum, uso de laxantes ou diuréticos, ou excesso de exercícios físicos. Pacientes com bulimia estão frequentemente com peso normal ou um pouco acima. A orientação nutricional deve favorecer o controle na quantidade de alimento consumido em cada refeição.

Preferir

- calorias para manutenção do peso, evitando a sensação de fome (a restrição calórica contribui para a instalação e manutenção do transtorno);
- cumprir ao menos 50% de carboidratos, considerando que quantidades inferiores favorecem a compulsão;
- proteínas entre 15 a 20% para garantir a saciedade entre as refeições;

- lipídios entre 25 a 30% para fornecer vitaminas lipossolúveis, ácidos graxos essenciais e colaborar na saciedade;
- fracionar o plano alimentar em 3 grandes refeições (desjejum, almoço e jantar) e 2 pequenas refeições (colação e lanche);
- realizar as refeições em pratos pequenos para evitar o excesso de alimentos em um único horário;
- 8 a 10 copos de água por dia, alternando com sucos naturais de frutas (laranja, limão, melancia, melão, kiwi, acerola, tangerina, uva, manga) ou água de coco (para repor líquidos eliminados através dos mecanismos compensatórios);
- pela tendência à constipação, alimentos laxativos: agrião, couve, chicória, quiabo, tomate, vagem, morango, leite fermentado, arroz integral, inhame, berinjela, mamão, laranja com bagaço, aveia em flocos e ameixa preta (vide obstipação neste capítulo);
- pela preferência aos doces, preferir os de frutas, como goiaba, manga, pêssego e abacaxi em calda feita com pouco açúcar, ou bolos com pouca gordura como *Pão de ló (4 col. sopa de açúcar ou adoçante, 4 col. sopa farinha de trigo, 4 gemas, 4 claras batidas em neve, 1 col. sopa fermento)* recheados com geleia caseira de frutas ou mesmo frutas assadas como maçã e banana com açúcar e canela;
- em uso de anticonvulsivantes como fenitoína (Epelin ou Hidantal), suplementar com folato e vitamina D. Observar presença de náuseas, vômitos e obstipação intestinal;

- Em uso de antidepressivos como Prozac, observar boca seca, constipação, hipertensão e alterações ponderais.

Evitar

- excesso de fibras como farelos (trigo, arroz, aveia) adicionados às refeições que já apresentam este nutriente;
- longos períodos entre as refeições;
- bebidas que desidratam como refrigerantes à base de cola, guaraná líquido ou em pó, café, mate ou chá-preto;
- excesso de laxativos e diuréticos;
- gingko biloba, em uso de antidepressivos ou anticonvulsivantes, por aumentar os efeitos das drogas.
- excesso de doces como balas, chocolates, chicletes, bolos e tortas com excesso de gorduras.

Cárie

A cárie dentária é uma doença destrutiva pós-erupção localizada nos tecidos calcificados dos dentes. O principal componente da dieta que influencia esta condição é o glicídio. Por isso, a orientação envolve o cuidado no consumo de preparações ricas em carboidratos complexos e simples, bem como a combinação dos alimentos cariogênicos com cariostáticos e anticariogênicos, além da higiene adequada da cavidade oral após as refeições.

Preferir

- dieta normo a hipoglicídica, sem concentração de dissacarídeos;
- dieta normo a hiperproteica para a restauração das células epiteliais;
- dieta normo a hiperlipídica pela função cariostática do lipídio, bem como lubrificação da cavidade;
- alimentos cariostáticos como: oleaginosas, peixes, ovos, margarina e manteiga (não contribuem para o crescimento bacteriano);
- alimentos anticariogênicos como: queijo, chicletes com xilitol após as refeições durante 15 minutos (impedem o crescimento bacteriano);
- líquidos (hidratação e mecanismo de limpeza);
- cereais integrais (favorecem mecanismo de limpeza) associados a laticínios;
- combinações como: goiabada com queijo, cream cracker com queijo, banana com cereal e leite;
- alimentos ricos em vit. A (tecido epitelial): salsa, fígado, cenoura;
- alimentos ricos em vit. D (absorção de cálcio e fósforo): sardinha, ovo, salmão, fígado de galinha;
- alimentos ricos em vit. C (síntese de colágeno): acerola, caju, limão;
- alimentos ricos em compl. B (metabolismo de macronutrientes): levedo de cerveja, fígado, gérmen de trigo;
- alimentos ricos em ácido fólico (suprimento sanguíneo adequado): feijão, espinafre, abacate.

Evitar

- alimentos cariogênicos como: açúcar, frutas secas, balas duras*;
- banana pura;
- cream cracker puro, chips, biscoitos salgadinhos;
- pães feitos com farinha branca;
- cereais matinais puros;
- bebidas carbonatadas: refrigerantes e cerveja;
- bolos, tortas, chocolates, sorvetes, biscoito maisena ou recheado.

Cefaleia

As cefaleias são um tipo de dor referida à superfície da cabeça, a partir de estruturas cefálicas profundas. Muitas cefaleias resultam de estímulos dolorosos que surgem dentro do crânio, mas outras resultam de dor originada fora do crânio, como a partir dos seios nasais. A orientação nutricional visa identificar alimentos associados às crises, quando outras causas são descartadas.

Preferir

- preparações com temperatura morna;
- peixes gordos (ômega-3 = anti-inflamatório): cavalinha, salmão, sardinha e anchova;

* As balas moles são menos cariogênicas que as duras.

- fontes de magnésio (vasodilatador): hortelã, couve, alho, salsa, broto de trigo;
- dieta de eliminação durante cinco dias utilizando alimentos indicados para alergia alimentar: arroz, frango, cenoura, chás claros, banana, maçã, pera, biscoito maisena (vide alergia alimentar).

Evitar

- alimentos ricos em tiramina: vinho tinto, pão com fermento, creme de leite, queijo velho, ameixas vermelhas, figo, fígado, salame, salsicha, vagem, berinjela, molho de soja, caldos de carne, molhos comerciais, extratos de carne (contêm concentrados de levedo), azeitona, chocolate, cacau, amendoim, nozes, feijão, couve, manteiga;
- doces concentrados: goiabada, doce de leite, marmelada, chocolate;
- alimentos ricos em glutamato monossódico: comida congelada, enlatados, maioneses, alimentos dietéticos, temperos prontos (cubos e em pó), molho de soja;
- bebidas ricas em cafeína: chá-preto, café, chá-mate, refrigerantes à base de cola, achocolatados, *capuccino*, guaraná natural;
- alimentos com corantes (tartrazina principalmente): gelatinas, biscoitos coloridos, refrigerante de laranja e uva, sorvetes coloridos, balas coloridas;
- bebidas geladas, sorvetes e picolés;
- alimentos relacionados a crises alérgicas: leite, trigo, ovos, soja, carne de porco, centeio, aveia, peixe;

- frutas cítricas: laranja e uva principalmente;
- adoçantes à base de aspartame.

Cirurgia bariátrica

Técnica cirúrgica para redução ponderal cujo procedimento visa reduzir o reservatório gástrico, diminuindo assim a sua capacidade, associando ou não a métodos que promovem diminuição da absorção dos nutrientes.

Após a cirurgia no hospital, a dieta do paciente evolui em 4 fases. Iniciando com dieta líquida restrita, de acordo com a tolerância passa-se a dieta líquida completa, dieta pastosa e finalmente a dieta branda sem carboidratos simples. Esta evolução pode durar 15 dias aproximadamente. No atendimento ambulatorial são fornecidas orientações ao pré-operatório e, após a alta hospitalar, o paciente é acompanhado em nível ambulatorial.

Preferir

no pré-operatório:

- carboidratos complexos: pães, biscoitos e cereais integrais, inhame, aipim, frutas e hortaliças preparadas com pouca gordura (fornecem estoques adequados de glicogênio e regularizam a glicemia);
- alimentos fonte de vit. C (precursor do colágeno, antioxidante): laranja, limão, kiwi, acerola, goiaba, caju;

- alimentos fonte de vit. K (favorece a coagulação): salsa, couve, espinafre, repolho, brócolis;

no pós-operatório (alta hospitalar):

- volume máximo de 150ml por refeição (refeições pequenas e frequentes);
- mastigar muito bem os alimentos;
- ao menos 1,5l de líquidos/dia: água sem gás, suco, chás claros, água de coco (líquida ou gelo);
- ingestão hídrica 30 minutos antes ou depois das refeições;
- pães moles, biscoitos sem recheio, torrada, arroz, massas, panquecas;
- hortaliças não flatulentas cozidas: batata, cenoura, chuchu, abobrinha;
- leite e iogurte desnatados, *cottage*, ricota;
- ovos mexidos ao leite, pochê;
- aves e peixes cozidos, moídos, desfiados, purê, assados ou grelhados;
- suplementos nutricionais proteicos líquidos ou em pó: Sustagem baunilha® ou Nutren Diabetes®;
- suplemento vitamínico e mineral que contenha B12, ácido fólico, vitamina A, ferro, cálcio e potássio; ex.: Centrum® na forma macerada.

Evitar

no pré-operatório:

- açúcar simples e bebidas alcoólicas;

no pós-operatório (alta hospitalar):

- refeições volumosas;
- bebidas estimulantes: café, chá-mate, chá-preto;
- bebidas gasosas: refrigerantes, água com gás;
- deitar após as refeições (a fim de evitar vômitos);
- comer muito rápido;
- ingestão hídrica durante ou imediatamente após as refeições;
- pães duros ou com sementes, biscoitos amanteigados, pastelarias;
- hortaliças folhosas cruas e/ou flatulentas: brócolis, couve-flor, pepino, pimentão, batata-doce (conforme a tolerância);
- *milk-shakes*, achocolatados, sorvetes;
- carnes duras, crocantes, empanadas;
- açúcar, mel, xaropes, geleia, goiabada, leite condensado (para evitar a Síndrome de Dumping);
- bebidas alcoólicas.

Colecistectomia

Consiste da remoção cirúrgica da vesícula biliar. Ainda no ambiente hospitalar, após 24 a 48 horas da intervenção e presença de peristalse, iniciar com dieta líquida de prova (água, caldo apurínico, chás claros, maltodextrina ou glicose e cloreto de sódio). Evoluir a introdução dos alimentos segundo a tolerância do paciente.

Preferir

- consumo de pouca gordura em cada refeição enquanto o organismo se adapta a funcionar sem o reservatório de bile;

- carnes magras (retirar a pele do frango e gordura aparente da carne bovina – coxão duro e patinho – antes do preparo);

- preparações cozidas e grelhadas;

- peixes cozidos ou assados: bacalhau, hadoque, linguado, cavalinha, sardinha, atum e salmão;

- sobremesas à base de frutas e leite desnatado, gelatinas, geleia de mocotó, mel;

- infusões claras de café, chá e mate;

- biscoito de água e sal, torradas;

- óleo não aquecido;

- ovo cozido ou pochê (três vezes por semana);

- hortaliças não flatulentas modificadas pela cocção: batata, abóbora, chuchu, cenoura, abobrinha;

- alimentação em horários regulares (preferencialmente em quatro refeições);

- alimentação em ambientes calmos para facilitar a digestão.

Evitar

- alimentos gordurosos (a ingestão deve ser restringida por vários meses; posteriormente podem ser introduzidos lentamente);

- frituras, feijoada, dobradinha, sarapatel;
- líquidos até uma hora antes, ou após as principais refeições;
- *fast foods*: hambúrgueres, biscoitos salgadinhos;
- empanados de frango, tortas, massas com cremes, bife à milanesa, coxinhas e croquetes;
- gordura animal (banha, toucinho, bacon, manteiga);
- vísceras, embutidos (linguiça, salame, mortadela);
- biscoitos e pães recheados, doces com cremes, folhados;
- oleaginosas: amêndoas, nozes, castanha-do-pará, abacate;
- bebidas alcoólicas, pimenta, picles, mostarda, páprica, curry, molhos picantes, azeitonas, noz-moscada;
- melão e melancia;
- alimentos flatulentos: brócolis, couve-flor, repolho, batata-doce.

Colelitíase

É caracterizada pela presença ou formação de cálculos biliares, na ausência de infecção. A maioria dos cálculos é formada dentro da vesícula. Com raras exceções, as pedras se formam atrás dos ductos biliares devido à estase nos ductos biliares após a colecistectomia.

Obs.: Quando a cirurgia (colecistectomia) não é indicada pela presença de alguma doença associada, ou se o paciente é obeso, indicam-se as seguintes recomendações:

Preferir

- 20 a 30g de gordura/dia aumentando progressivamente até 50-60g/dia;
- leite/iogurte/coalhada desnatados, queijo tipo *cottage*, ricota;
- peito de ave sem pele, peixes magros (pescada, merluza, bacalhau, robalo, trilha, linguado, badejo, cherne, garoupa, bonito, namorado, congro-rosa, vermelho, espada);
- ovos cozidos, pochês ou mexidos no leite desnatado três vezes por semana;
- hortaliças geralmente bem toleradas: batata, abóbora, abobrinha, cenoura, tomate, hortaliças de folhas cozidas;
- bebidas: sucos e refrescos de frutas adoçados com pouco açúcar;
- condimentos: sal, orégano, baunilha, manjericão, alecrim;
- massas simples ou recheadas com ricota e molho de tomate;
- pão torrado, biscoito água e sal;
- óleo e azeite não aquecido.

Evitar

- hortaliças relacionadas à alta incidência de intolerância: alho, cebola, alho-poró, aipo, pimentão, rabanetes, repolho, couve-flor, brócolis;

- frutas relacionadas à alta incidência de intolerância: melão, melancia, morango, figo, limão, laranja, abacate, oleaginosas;
- mate, chá-preto, café, refrigerantes, água com gás;
- leite/iogurte/coalhada integrais, queijos amarelos e cremosos;
- frituras;
- preparações gordurosas: feijoada, estrogonofe, empanados, tortas, massas cremosas, folhados;
- massas com molhos e recheios cremosos;
- pele de aves, peixes gordos (sardinha, arenque, salmão, atum), carne bovina gorda (filé mignon, contrafilé, lagarto).

Colite ulcerativa

É uma doença inflamatória da mucosa colônica. A ulceração da mucosa do intestino grosso pode causar dor abdominal, febre, diarreia com sangue e muco e anemia. Existem 4 teorias para sua etiologia: auto-imune, infecção bacteriana, alergia ou intolerância ao leite. A presença por longo período pode associar-se ao surgimento de doença maligna. A dieta deverá corrigir o desequilíbrio hidroeletrolítico, corrigir anemia através de proteína, ferro e vitamina C, evitar irritação do intestino reduzindo o teor de fibras e corrigir as deficiências de micronutrientes causadas pela interação droga-nutriente.

O tratamento pode ser dividido em fase aguda e de recuperação. Na fase aguda, geralmente realizada no ambiente hospitalar, é oferecida dieta líquida, hiperproteica, hipolipídica e normoglicídica com fracionamento aumentado. A fase de recuperação, iniciada também no hospital, pode ser continuada no serviço ambulatorial objetivando a cicatrização bem como recidivas.

Preferir

- dieta hipercalórica e hiperproteica;
- fracionamento: três ou mais refeições/dia com intervalo de três horas;
- caseinato de cálcio a 5% por preparação, sem levar ao fogo (efeito constipante e aumento do teor proteico);
- líquidos à vontade para evitar desidratação: leite de soja, limonada, suco de caju, maracujá, lima e pera;
- alimentos fonte de fibras solúveis: arroz, cenoura cozida, batata-inglesa, chuchu, batata-baroa, maçã e banana-prata;
- leite fermentado, queijos moles e frescos (ricota, *cottage*);
- carnes brancas: frango sem pele;
- TCM® ou óleo de coco em caso de esteatorreia;
- biscoito maisena ou de féculas;

- alimentos ricos em vitaminas/minerais: A (abóbora, cenoura, fígado), C (caju, goiaba, limão, laranja-lima), K (fígado, óleo de soja), zinco (fígado, salsinha, pasta de gergelim) e ferro (melado de cana, fígado) com o objetivo de reparo tecidual;

- gelatinas, mel e geleias em preparações que não concentrem os açúcares para evitar aumento da osmolaridade intestinal;

- sugestão de desjejum: creme de arroz integral com leite de soja;

- condimentos: ramos de ervas retirados após o cozimento, sal, suco de limão ou vinagre.

Evitar

- manteiga, leite de vaca, creme de leite e queijos curados (parmesão), carne bovina e suína, linguiça, mortadela, salame;

- doces concentrados, chocolate;

- alimentos refinados (farinha de trigo, pão branco), frituras;

- berinjela, espinafre, tomate (liberam histamina);

- café, chá-mate/preto, refrigerantes, água gasosa, cerveja, vinho;

- alho, pimentão, cebola, alho-poró, pimenta, curry (irritantes intestinais);

- alimentos flatulentos: repolho, cebola, peixes, feijões, brócolis, pimentão, abacate, batata-doce, couve-flor, jaca, melão, melancia, nabo, milho verde e ovo;

- alimentos ricos em purinas: caldos de carne, sardinha, vísceras;

- cascas de frutas, alimentos crus, farelo de trigo, aveia em flocos.

Depressão

Doença caracterizada por continuada alteração no humor e falta de interesse em atividades prazerosas. É diagnosticada por 4 dos 7 sintomas: alteração do sono, perda de interesse, culpa, falta de energia, alteração na capacidade de concentração, alteração no apetite ou alterações psicomotoras. Além da oferta de nutrientes que possam modular a depressão, deve-se atentar para os sintomas que influenciam a compra, o preparo e o consumo dos alimentos.

Preferir

- dieta hiperproteica de alto valor biológico: carnes, leite e ovos (o *stress* emocional reduz os níveis de nitrogênio);

- alimentos ricos em *triptofano* (precursor serotonina): peru com pão integral, leite, banana, figo, tâmara;

- alimentos ricos em *cálcio*: leite, queijo, brócolis, couve-flor, ovos, couve (o *stress* emocional reduz os níveis de cálcio);

- alimentos fonte de *W-3*: peixes gordos e folhosos (fazem parte da membrana sináptica);
- alimentos fonte de *ácido fólico*: espinafre, abóbora, aveia (sua deficiência é comum em aproximadamente 40% dos adultos deprimidos);
- alimentos fonte de *biotina*: soja, carne bovina magra (patinho, coxão mole/duro, alcatra), farinha de trigo integral e farelo de arroz;
- atividade física.

Evitar

- no uso de drogas inibidoras da MAO (monoaminooxidase), alimentos ricos em *tiramina*: queijos curados, cerveja, vinho tinto, fígado de galinha, molhos comerciais, embutidos, pimenta, molho de soja, peixe defumado ou em conserva, abacate;
- bebidas estimulantes principalmente à noite: café, mate, coca-cola®, chá-preto, guaraná em pó, chocolate;
- gorduras saturadas (inibem a síntese de neurotransmissores): leite integral, manteiga, carnes gordas (acém, contrafilé), leite e óleo de coco;
- excesso de doces, tortas, bolos, balas, caramelos.

Desejos por alimentos

Muitos desejos por alimentos específicos refletem carências de micronutrientes. Por isso, ao identificar a tendência de consumo de grupos específicos de alimentos, deve-se tentar equilibrar a dieta através do consumo moderado de todos os grupos alimentares.

Preferir

desejo por doces:

- alimentos fonte de *cromo*: levedo de cerveja, trigo integral, ostras, batatas, pimentão verde, espinafre, cenoura, frango, maçã, brócolis;
- alimentos fonte de *vitamina E*: gérmen de trigo, semente de girassol, amêndoa, abacate, aspargo;
- alimentos proteicos: feijão, carne bovina, peixe, ave, leite, queijo, ovo;
- vegetarianos (frequente desejo por doces): garantir 2 porções de feijão, lentilha ou ervilha por dia, associados a cereais integrais;
- doces de frutas em calda, frutas com mel/melado, bolos simples;

desejo por alimentos salgados:

- nutrientes que favorecem o funcionamento das glândulas suprarrenais como *vitamina* C (morango, acerola, kiwi, caju, salsa, tomate, alface); *B6* (couve, espinafre, folhas de nabo, gérmen de trigo, nozes, batata-inglesa, banana); *magnésio* (folhas-de-beterraba, espinafre, salsa, alho, soja, figo, ostra, feijão fradinho); *zinco* (gengibre, salsa, batata, alho, soja, carne bovina magra);

desejo por gelo (pagofagia):

- alimentos fonte de *ferro*: feijão, lentilha, ervilha, soja, carne bovina magra (patinho, coxão duro/mole, alcatra, patinho, músculo), frango; vitamina C: acerola, kiwi, laranja, morango, tomate (se anemia ferropriva for a causa);

- alimentos fonte de *B12*: fígado, mexilhão, ostra, cavala, salmão, ovo; *ácido fólico*: levedo de cerveja, feijão, gérmen de trigo, aveia, grão-de-bico, abacate, aspargo (se anemia macrocítica for a causa).

Evitar

desejo por doces:

- doces em pasta ou de corte (concentrados em açúcar);
- biscoitos recheados, bolos e tortas com recheios cremosos (concentrados em gordura);
- refrigerantes, refrescos industrializados;

desejo por alimentos salgados:

- excesso de sal (cloreto de sódio);
- alimentos salgados (azeitona, queijo ralado, shoyu, caldos de carne em cubos, carne-seca);

desejo por gelo:

- mastigar gelo excessivamente (para evitar sobrecarga dos dentes);
- associar alimentos fonte de cálcio a alimentos fonte de ferro.

Desnutrição

Resultado da deficiência de proteína e/ou energia no organismo. Sua etiologia pode ser caracterizada por uma ingestão alimentar deficiente para atingir as necessidades de energia e/ou proteína, atividade excessiva (atletas compulsivos), baixa absorção e utilização de alimentos consumidos, doenças hipercatabólicas, assim como distorção da imagem corporal e outros problemas psicológicos. A dieta deve oferecer alimentos e preparações de pouco volume e alta densidade energética.

Preferir

- dieta hipercalórica: iniciar com aumento de 300 a 500kcal/dia ao VET calculado para peso atual até atingir valor superior a 20%;

- alimentos ricos em carboidratos (não promovem muita saciedade e poupam proteínas);

- biscoitos maisena, polvilho, torradas, pão de leite, doces de frutas (bananada, goiabada), geleia de mocotó, mel, melado;

- Nidex® e Dextrosol® junto à sacarose em qualquer preparação doce como suco, vitamina, leite e mingau (aumentam o valor calórico com pouca influência na fermentação intestinal);

- hortaliças com pouca fibra e modificadas pela cocção: batata, cenoura, chuchu, abóbora;

- líquidos enriquecidos para promover alta densidade calórica com pouco volume: vitaminas com caseinatos do tipo: Sustagem®, Ensure®, Nutren® ou 10% de leite em pó;

- uma colher de chá de TCM® ou óleo de coco em cada refeição;

- queijos frescos ou ralados adicionados às preparações;
- consistência que exija pouca mastigação: cremes, mingaus, vitaminas, sopas;
- temperatura das preparações: ambiente ou frias; fracionamento: até 6 refeições/dia (intervalo de 2-3 horas);
- carnes brancas (frango ou peixe);
- ovos envolvidos nas preparações sem promover volume (não batidos).

Evitar

- temperatura das preparações: elevadas (promovem a saciedade);
- alimentos que promovem a saciedade: vísceras e outras carnes ricas em purinas, queijos curados e/ou aquecidos;
- pão francês (difícil mastigação); preparações com ovos batidos em neve (aumentam o volume);
- bolos ricos em gordura;
- queijos derretidos (prolongam a digestão).

Diabetes mellitus

Síndrome caracterizada por altos níveis de glicose sanguínea, causada por defeitos na secreção de insulina, na ação de insulina ou ambos. É classificada em DM tipo 1 (ocorre a ausência total da produção de insulina pelo pâncreas) e DM tipo 2 (produção insuficiente de insulina ou resistência dos tecidos à ação da insulina).

A American Dietetic Association (2003) sugere recomendações diárias para o diabético: 7% gordura saturada, 8% gordura poli-insaturada (1 a 3% ômega-3; 5 a 8% ômega-6), 1% de gordura trans, até 200mg colesterol, 15 a 20% de proteínas, 5g de sal, 400-500g frutas/vegetais e 20-30g fibra.

Preferir

- alimentos ricos em fibras (pão, arroz, biscoitos integrais, inhame, aipim, leguminosas);
- 3 porções de frutas/dia: 1 porção = 1 banana ou 1 maçã ou 1 cacho pequeno de uvas ou 1/2 manga ou 1/4 abacate;
- leite/iogurte/coalhada desnatados, queijo minas, ricota e *cottage* (para não extrapolar a cota de gordura saturada permitida);
- 2 col. sopa farelo de aveia ($\downarrow$ absorção de glicose e colesterol);
- azeite de oliva extra virgem (fonte de antioxidantes e ácido graxo monoinsaturado), óleo de canola, margarina macia ou líquida com até 40% de lipídios;
- alternar peixes gordos: sardinha, atum, salmão, cavala (fonte de ômega-3) com peito de frango e carne bovina magra (coxão duro e patinho);
- até um ovo por dia (cozido, pochê ou mexido no leite desnatado);
- adoçantes artificiais alternando as marcas permitidas (aspartame, sucralose, steviosídeo e acesulfame K);
- associar na mesma refeição alimentos com baixo, médio e alto índice glicêmico (vide tabela a seguir);

- alimentos dietéticos até três vezes por semana (refrigerantes, doces, bolos, sucos, chocolates, balas = máximo de quatro unidades/dia);
- saladas cruas (folhosos) à vontade;
- fracionamento da dieta em seis refeições/dia ou intervalo de 3-3 horas (refeições pouco volumosas e com fonte de proteína antes de dormir para evitar hipoglicemia à noite – ex.: mingau a 3%, leite com torradas);
- em caso de hipoglicemia: 15g de carboidratos (1/2 xícara de suco de laranja, uva ou maçã; ou 1 copo de leite; ou 3 cream crackers; ou 1 colher de sopa de mel ou açúcar).

Evitar

- gordura saturada (pele de aves, carnes gordas bovina e suína, leite de coco, creme de leite, bacon, manteiga, toucinho, leite integral, azeite de dendê);
- açúcares (sacarose, mel, melado, rapadura, sorvetes, gelatinas, frutas cristalizadas, geleias, doces de corte);
- adoçantes à base de frutose, sorbitol e manitol (contribuem para as complicações crônicas do diabetes);
- cereais refinados (arroz, pão, biscoito, bolo e preparações feitas com farinha de trigo refinada);
- mistura de arroz + pão + macarrão + batata na mesma refeição;
- refrigerantes, sucos prontos e artificiais;
- pão doce, biscoito recheado, chocolate;

- frituras;
- bebidas alcoólicas;
- jejum prolongado ou excesso de alimentação.

Índice glicêmico (IG) dos alimentos

alto IG	intermediário IG	baixo IG
pão branco	biscoito c. cracker	maçã
cream cracker	arroz polido	laranja
cereais matinais	farinha de trigo	pêssego
batatas	batata-doce	pera
flocos de milho	inhame	ameixa
cenoura	banana	massa c/ovo
beterraba	manga	arroz parboilizado
uva passa	mamão papaia	feijão, lentilha, soja
abóbora	kiwi	ervilha
	suco de laranja	oleaginosas
		chocolate dietético
		leite, iogurte
Glicose >90mg	Glicose 70-90mg	Glicose <70mg

Sintomas da hipoglicemia: fome, tremor, suor, ansiedade, pulso rápido, visão turva, palidez, alteração do humor, falta de concentração.

Sintomas da hiperglicemia: cansaço, visão turva, sede, idas frequentes ao banheiro para urinar, perda de peso.

Diálise peritoneal

Método de remoção de produtos residuais sanguíneos em que a difusão transporta-os do sangue através da membrana peritonial semipermeável e para dentro do dialisado (solução usada na diálise para remover produtos residuais e excesso de líquidos do sangue). A dieta deve repor nutrientes perdidos, como proteínas, e colaborar no controle das alterações nutricionais decorrentes deste processo, como a hipertrigliceridemia e a obstipação intestinal.

Preferir

- 25 a 35kcal/kg/dia – dieta normo a hipercalórica dependendo do peso;

- dieta hiperproteica (1,2 a 1,5g/kg de peso ideal – 75% de proteínas de alto valor biológico: por exemplo, para 70kg: 100ml de leite desnatado + 100-150g de carnes magras + 25g queijo branco magro + 1 ovo; completar os 25% com proteína do arroz e feijão);

- dieta hipoglicídica (pelo conteúdo de glicose do dialisato – 35% das calorias totais); preferir cereais integrais para controlar a hipertrigliceridemia (arroz e pão integral);

- adoçantes artificiais (à base de aspartame, sucralose, stévia) ao invés do açúcar branco;

- dieta normo a hiperlipídica rica em monoinsaturados (azeite de oliva, óleo de canola, amêndoas, nozes) e poli-insaturados (óleos de soja e girassol);

- 20 a 25g de fibras para corrigir a obstipação;

- 2 colheres de sopa de farelo de trigo;

- alimentos fonte de potássio (pela tendência a hipopotassemia): banana, abacate, uva, ameixa seca, melão, mamão, batata-baroa, sal dietético (pode ser usado por não precisar restrição de potássio, entretanto, muitos pacientes já estão acostumados com a restrição de sal).

Evitar

- ganho de peso (a obesidade é frequente);
- doces concentrados, mel, açúcar, bolos e biscoitos doces;
- alimentos ricos em colesterol (carnes gordas, peles de aves, bacon, toucinho, manteiga) e gordura saturada (óleo e leite de coco, manteiga, leite integral e derivados);
- líquidos, apesar de pouco restritos (750 a 1.000ml). Entretanto, seu estado de hidratação deve ser controlado pelo peso, pressão arterial e concentração de glicose no dialisado;
- sal: 3g/dia = 1,5g sódio/dia (3 tampas de caneta de sal por dia associado ao controle da ingestão de alimentos naturalmente ricos em sódio).

Diarreia

É caracterizada pela evacuação frequente de fezes líquidas, acompanhadas ou não de uma perda excessiva de líquidos e eletrólitos, especialmente sódio e potássio. Ela ocorre quando há trânsito excessivamente rápido dos conteúdos intestinais através do intestino delgado, digestão enzimática diminuída de alimentos, absorção reduzida de líquidos e nutrientes ou secreção aumentada de líquidos no trato gastrointestinal. A conduta inicial se baseia na reposição dos líquidos e eletrólitos e, posteriormente, a regularização do trânsito intestinal.

Preferir

- soro caseiro: 1 colher de chá sal, 1 colher de chá de fermento ou bicarbonato, 4 colheres de sopa de açúcar, 1 xícara de chá de suco de laranja coado, 1 litro d'água (objetiva-se ofertar fonte de sódio, bicarbonato, glicose e potássio para controle da desidratação) ou sais de re-hidratação oral;

- após fase aguda, alimentos ricos em carboidratos (frutas, hortaliças e cereais listados abaixo), caseína (leite fermentado, ricota, *cottage*, minas) e albumina (clara de ovo). Se a resposta for positiva, evoluir para 50g de carnes magras/dia (inicialmente as brancas, depois as vermelhas em preparações brandas);

- canja de galinha, purê de batata sem leite;

- frutas constipantes: maçã sem casca, caju, goiaba, banana-prata, pera, maracujá, limão, lima, laranja-lima, pêssego;

- água de coco, chá-preto fraco, chá de broto de goiaba, água filtrada e fervida, chá de erva-doce, de erva-cidreira e de camomila;

- hortaliças constipantes: cenoura, batata, chuchu, beterraba cozidos;

- arroz, água de arroz, maisena, cuscuz de tapioca, torradas, biscoito maisena;

- TCM® ou óleo de coco em caso de esteatorreia.

Evitar

- sacarose, frutose (açúcar, mel e doces);
- farinhas e derivados de trigo, aveia, cevada e centeio (contêm glúten): cereais em flocos, achocolatados, sopas em pacote, malte, levedura de cerveja, pão francês;
- leite, creme de leite, requeijão, queijo prato, parmesão;
- farinha de soja (não contém glúten, mas alto teor de gordura);
- sorbitol, xilitol e manitol encontrados em produtos dietéticos;
- cafeína (café em pó ou solúvel);
- bebidas gaseificadas (refrigerantes, água com gás);
- vinho e cerveja (bebidas fermentadas);
- oleaginosas (nozes, amendoim, abacate, castanha);
- vegetais folhosos: alface, agrião, espinafre, acelga, couve, bertalha;
- vegetais ricos em ácidos estimulantes da contração vesicular: alcachofras, pimentão, alho, cebola, alho-poró;
- frutas laxantes: laranja, melancia, melão, mamão, ameixa, abacaxi, uvas, figo e outras indicadas na obstipação;
- frituras, condimentos (*catchup*, mostarda, orégano, pimenta);
- alimentos ricos em enxofre como: brócolis, cebola, couve, couve-flor, bertalha, nabo, pimentão, repolho, rabanete, taioba, caruru, grão-de-bico, feijão preto, carnes vermelhas, manteiga;

- óleos vegetais (soja, milho, girassol) em caso de esteatorreia.

Disfagia

Alteração na deglutição, que pode resultar de uma anormalidade anatômica ou funcional (neuromuscular) em qualquer estrutura e fase do processo de deglutição, como oral, faríngea ou esofagiana. Na prescrição da dieta, deve-se considerar o grau de disfagia (em parceria com o fonoaudiólogo), estado cognitivo, grau de independência alimentar, estado nutricional, preferências alimentares e condições socioeconômicas. Atentar para que os líquidos espessos da dieta não se resumam a refeições pastosas, repetitivas e restritas a sopas.

Preferir

- sucos de frutas espessados (manga, melancia, banana, caju);
- sorvetes, gelatinas, pudim de leite, flans;
- leite espessado com 10 a 20% de cereais (mucilagem, amido de milho, farinha de aveia, farinha láctea);
- pão torrado ou biscoitos molhados no leite, massas bem cozidas com molhos espessados;
- manteiga, creme, queijos brancos macios, iogurte, sorvete de creme;
- ovo pochê, mexido no leite, molhos à base de ovos;
- ensopados, almôndegas com molhos espessos, peixes sem espinha;

- frutas em conserva sem sementes, purês de banana, maçã, pera, mamão, frutas cozidas;
- hortaliças em purês, com molhos cremosos, em forma de *souflés* ou pudins e sopas batidas;
- produtos disponíveis no mercado para espessar qualquer tipo de preparação (Thick & easy® – Laboratório Fresenius ou Thicken up® – Laboratório Novartis).

Evitar

- água, refrescos muito líquidos, leite puro, café, chá;
- biscoitos secos, arroz seco, flocos de cereais secos, pães crocantes, miolo de pão;
- queijos secos ou derretidos pelo calor;
- ovo cozido duro;
- carnes sem molhos em grandes pedaços, peixes com espinha;
- frutas cruas (exceto banana);
- frutas secas (banana-passa, uva-passa, damasco);
- purês de frutas muito líquidos;
- frutas com muita fibra (abacaxi, manga);
- hortaliças cruas (folhosos, cenoura ralada), em pedaços grandes (beterraba), com muita fibra (couve, espiga de milho, ervilha);
- sopas muito líquidas ou com pedaços de hortaliças;
- massas e tortas secas, sobremesas com frutas secas, caramelos duros e chocolates.

Dislipidemia mista (LDL + TG)

A dislipidemia é decorrente do distúrbio no transporte dos lipídios provenientes da síntese acelerada ou demora na degradação das lipoproteínas que transportam colesterol e triglicerídeos através do plasma. É classificada como mista, quando apresenta o colesterol total e os triglicerídeos elevados. A orientação nutricional deve priorizar a normalização do peso corporal e reduzir os níveis de LDL e TG, mantendo ou elevando o HDL. As gorduras totais podem ser oferecidas entre 25 e 35% das calorias diárias, gorduras saturadas até 7%, poli-insaturadas até 10%, monoinsaturadas até 20%, colesterol até 200mg, fibras entre 20 e 30g, carboidratos entre 50 e 60% e proteínas entre 10 e 20% (IIIDBD, 2001).

Preferir

- carnes magras de aves (peito de frango) e boi (coxão duro e patinho);
- carnes gordas de peixes do tipo salmão, anchova, atum, cavala, sardinha;
- leite/iogurte/coalhada desnatados, requeijão *light*, ricota, *cottage*, queijo minas frescal;
- 4 oleaginosas (monoinsaturados + fitoestrógenos) ou 1 col. sopa de semente de linhaça dourada/dia (fonte ômega-3 + fitoestrógenos);
- abacate, açaí (fonte de monoinsaturados);
- 1 col. sopa de farelo de aveia/dia (reduz a absorção de colesterol);

- cereais integrais (pão, arroz, biscoito, macarrão);
- leguminosas diariamente (feijão, lentilha, grão-de-bico, soja);
- azeite de oliva extra virgem, óleo de canola, óleo de soja;
- margarina *light* (até 40% de lipídios) ou margarina líquida;
- ovos – até 1 unidade/dia (cozido, pochê ou mexido no leite desnatado);
- vegetais ricos em ácido fólico: espinafre, abóbora; B6: gérmen de trigo, abacate, batata assada com casca, banana, figo; B12: salmão, carnes magras (para evitar a produção de homocisteína);
- alimentos antioxidantes: laranja, kiwi, limão, alho, couve-flor, brócolis, cenoura;
- sugestão de preparações: *Pão de ló*: 4 col. sopa adoçante pó próprio para forno e fogão, 4 col. sopa farinha de trigo, 4 gemas, 4 claras em neve; *Bolo sem margarina*: 1 copo geleia suco laranja, 1/2 copo óleo canola, 3 copos açúcar, 3 copos farinha (branca + integral), 4 ovos inteiros, raspa de 1 limão (consumo esporádico).

Evitar

- alimentos com gordura saturada e/ou colesterol: toucinho, linguiça, bacon, carnes gordas, pele de aves, óleo/leite de coco, manteiga, azeite de dendê, creme de leite, mortadela, salame;
- alimentos com gorduras trans: margarina comum (80% lipídios), sorvetes cremosos, chocolates in-

dustrializados, biscoitos recheados, alimentos précozidos congelados, bolos industrializados prontos e em pó;

- frituras, gratinados e preparações *sauté*;
- bebidas alcoólicas e refrigerantes;
- cereais refinados (pães, arroz e macarrão feitos com farinha de trigo refinada);
- excesso de açúcar e doces em geral.

Dispepsia (indigestão)

É um termo genérico utilizado para descrever um desconforto epigástrico após as refeições. Pode estar associada a outras doenças sistêmicas como hipertensão, doença hepática, renal ou cardiovascular, e não necessariamente um sinônimo de gastrite. Os sintomas mais frequentes são náuseas, saciedade precoce, vômitos e pirose. A dieta deve contemplar alimentos bem cozidos, com pouca gordura não modificada pelo calor, em poucas quantidades e levemente condimentada. A refeição deve ser realizada em um ambiente calmo e os alimentos devem ser bem mastigados.

Preferir

- leite/iogurte desnatado, ricota;
- torradas de pão francês/integral;
- biscoito maisena/maria;
- banana (estimula produção do muco protetor);

- suco de abacaxi ou de mamão às refeições (pelo conteúdo de bromelina e papaína, enzimas proteolíticas);
- suco de repolho verde gelado durante o dia: repolho, aipo, maçã e laranja (anti-inflamatório);
- peixe ou frango pelo baixo teor de tecido conectivo;
- hortaliças subdivididas e abrandadas pela cocção;
- feijão temperado com alho, louro, pouco óleo vegetal e liquidificado (não coado);
- 2 litros de água/dia (dieta hiper-hídrica entre as refeições);
- chá de gengibre ou temperar com gengibre ralado em pouca quantidade (antinauseante);
- refeições pouco volumosas;
- 4 a 6 refeições/dia;
- chás de camomila, boldo, carqueja e maçã.

Evitar

- leite/iogurte integral, queijo prato;
- frituras;
- biscoitos recheados;
- carnes vermelhas e vísceras com excesso de molhos (para evitar gordura e purina, pois retardam o esvaziamento gástrico);
- farofa com muita gordura;
- bolos com mais de 100g de margarina/manteiga/óleo por receita;
- melão e melancia associados a outros alimentos;

- pimentão;
- jaca;
- feijão em grão inteiro e carnes gordas;
- excesso de antiácidos (destroem tiamina e fornecem excesso de sódio);
- bebidas alcoólicas e fumo;
- hortelã e gengibre em caso de azia.

Doença celíaca

A doença celíaca, frequentemente chamada de enteropatia sensível ao glúten ou espru não tropical, é causada por uma reação a gliadina, o componente do glúten solúvel em álcool. O dano consequente das vilosidades da mucosa intestinal resulta em má absorção potencial ou real de todos os nutrientes. A dieta deve ser isenta de glúten, através da exclusão de aveia, cevada, trigo ou centeio. Atentar para deficiência de ferro, folato, cálcio e vitamina D. A deficiência de lactase geralmente melhora após 6 meses de tratamento. Como a maioria dos produtos sem glúten é pobre em vitaminas do Complexo B, ferro e fibra dietética, avaliar a necessidade de suplementação.

Preferir

- 35-40kcal/kg/dia;
- 1-2g/kg/dia de proteínas;
- biscoitos e bolos à base de: tapioca, fécula de batata, polvilho doce e azedo, milho e maisena;
- frutas e verduras à vontade;

- arroz branco e integral;
- farinha de mandioca;
- leite fermentado/iogurte/coalhada, queijo, manteiga e creme de leite;
- ovos;
- peixes gordos: salmão, atum, sardinha, cavala (ômega-3 = anti-inflamatório);
- gelatina, pudim de arroz, sagu ou maisena, geleia de mocotó, geleia de frutas, goiabada, bananada, marmelada;
- azeite de oliva extra virgem, óleo de canola, milho, soja ou girassol;
- soja e derivados: leite, tofu, proteína vegetal texturizada;
- sucos de frutas, chás claros, cacau;
- ler o rótulo das embalagens verificando a presença de glúten ou trigo, aveia, cevada e centeio;
- 1 colher de chá de TCM® ou óleo de coco em todas as refeições se houver perda de peso significativa.

Evitar

- produtos que contenham em sua composição: aveia, centeio, cevada e trigo (Neston®, Farinha láctea®, Ovomaltine®, aveia em flocos, pão francês e de fôrma, macarrão, bolos e biscoitos industrializados);
- produtos à base de glúten;
- sacarose ou doces concentrados em excesso;
- leite de vaca ou cabra;

- chocolate em barra e achocolatados em pó;
- carnes enlatadas, frios com farináceos;
- molhos comerciais de saladas;
- leite maltado, levedo de cerveja;
- cerveja clara.

Doença diverticular

Abrange a diverticulite (estado inflamatório) e diverticulose (estado convalescente). Em geral, a doença diverticular é relativamente rara em países onde a dieta é rica em fibras e relativamente alta onde ocorre a ingestão de alimentos altamente refinados. A diverticulose se refere a herniações semelhantes a sacos da parede colônica, entretanto, sem processo inflamatório. As complicações de doença diverticular variam de sangramento suave sem dor e hábitos intestinais alterados a diverticulite, a qual pode incluir seu próprio espectro clínico de inflamação (formação de abscesso, perfuração aguda, sangramento agudo, obstrução e sepse). Como a constipação crônica está associada a esta condição, a dieta deve, após o estado inflamatório, ser rica em fibras ($\geq 30g/dia$). Iniciar com 1 colher de chá de farelo de trigo e evoluir até 2 colheres de sopa.

Preferir

- na fase aguda (geralmente no ambiente hospitalar): inicialmente dieta zero (intestino em repouso), posteriormente dieta sem resíduos, evoluindo para dieta rica em fibra com hortaliças cozidas e subdivididas (cenoura, abóbora, batata, inhame) e finalmente alimentos crus e cozidos (couve, bertalha, agrião, aipim, cenoura crua, tomate sem semente, cereais integrais, frutas com casca);

- mastigar lentamente;
- refeições de 3 em 3 horas;
- leite fermentado, iogurte;
- mínimo de 2 litros de água ou sucos por dia = 8 copos de 200ml;
- peixe magro (namorado, badejo, congro-rosa), peito de frango e carne bovina magra (coxão duro e patinho);
- margarina com até 40% de lipídios;
- temperos naturais como alho, orégano, salsa, coentro;
- cereais: milho, gérmen de trigo, arroz integral, aveia em flocos, pão integral, farelo de trigo;
- frutas: laranja, abacaxi, mamão, manga, melão.

Evitar

- sementes de alimentos (pães e biscoitos com gergelim, quiabo, tomate, goiaba, abobrinha, pepino, uva, kiwi, maxixe, berinjela, abobrinha, jiló, maracujá, vagem, melancia);
- alto consumo de gorduras (contração do músculo liso do cólon): leite/iogurte integrais, creme de leite, queijo prato, parmesão, manteiga, margarina 80% lipídios, frituras, biscoitos recheados, temperos prontos (cubos concentrados ou em pó), linguiça, mortadela, salame, massas ao molho branco e com queijo, maionese;

- alimentos flatulentos: brócolis, couve-flor, cebola, couve-de-bruxelas, feijões, lentilha, pepino, repolho, pimentão, abacate, melancia, melão e uva;

- açúcares e doces concentrados;

- alimentos que causem cólicas ou desconforto.

Doença de Crohn

Doença inflamatória granulomatosa crônica de etiologia desconhecida que envolve o intestino delgado ou grosso; pode resultar em diarreia, estenose, fístulas, má absorção e a necessidade de ressecções cirúrgicas. A desnutrição é um achado frequente. As dietas elementares parecem ser eficazes na redução das perdas proteicas. Em outros casos onde há grandes ressecções, a nutrição parenteral pode ser essencial. A nutrição oral deve repor os nutrientes que não são absorvidos por conta da própria doença ou pela interação medicamentosa. A reposição de fluidos e eletrólitos é fundamental. Evitar alimentos irritantes da mucosa e promover ganho ponderal.

Preferir

- dieta hipercalórica e hiperproteica após fase aguda;

- refeições frequentes e de pequeno volume;

- alimentos ricos em triglicerídeos de cadeia média (óleo de coco e milho) ou produtos prontos no mercado (TCM®);

- alimentos ricos em ácidos graxos poli-insaturados ômega-3: óleo de peixe, sardinha, atum, salmão, espinafre, agrião, couve;

- alimentos ricos em potássio nos casos de diarreia: banana-prata, batata-baroa, batata-inglesa, maracujá;
- alimentos ricos em cálcio (queijo, pasta de gergelim) e vitamina D (óleo de fígado de bacalhau, sardinha, fígado de galinha) quando o leite não puder ser usado;
- alimentos ricos em vitaminas A (salsa, cenoura), D (sardinha, salmão), E (óleo de gérmen de trigo) e K (fígado bovino, óleo de soja) pela redução na absorção de lipídios;
- alimentos ricos em ferro (melado, fígado bovino) e ácido fólico (fígado de galinha) pelo uso de aminossalicilatos;
- alimentos ricos em magnésio (leite de soja, proteína vegetal texturizada), em caso de diarreia ou ressecção intestinal;
- alimentos ricos em fibras solúveis: maçã, arroz, pera, banana-prata, cenoura cozida, batata-inglesa;
- suplementos líquidos orais isotônicos ou soro caseiro.

Evitar

- gordura em excesso se houver esteatorreia (sugestão: 40g de gordura acrescido de TCM®);
- em caso de intolerância à lactose: leite de vaca e suplementos líquidos ou em pó contendo lactose;
- alimentos ricos em sacarose: açúcar branco e doces em geral;
- fibras insolúveis: farelo de trigo, cenoura crua, folhosos (preferir modificar por cocção – principalmente a hemicelulose);

- condimentos: pimenta, picles, mostarda e molhos picantes.

Doença péptica do refluxo gastroesofágico

Fluxo retrógrado do conteúdo estomacal para o esôfago; pode ocorrer normalmente ou como uma condição patológica crônica. Pode resultar em esofagite por decorrência do contato do conteúdo intestinal sobre a mucosa do esôfago inferior. A dieta deve corrigir o excesso de peso para melhorar a atividade mecânica, além de reduzir a secreção ácida e aumentar a pressão do esfíncter esofagiano inferior.

Preferir

- na fase aguda: dieta líquida;

- nos períodos de remissão: sucos de frutas, alimentos integrais, banana, couve (principalmente o suco), repolho cru, arroz integral, feijão, chá-verde, alho;

- dieta hiperproteica (estimula liberação de gastrina que aumenta a pressão do esfíncter esofagiano inferior e induz cicatrização);

- dieta normoglicídica para evitar fermentação e distensão abdominal;

- dieta normo a hipolipídica para reduzir liberação de colecistoquinina que reduz a pressão do esfíncter;

- alimentos ricos em vit. A (auxilia na reepitelização): ovo, abóbora, cenoura, espinafre, tomate, manga; vit. B6 (colabora na utilização da proteína dietética): gérmen de trigo, abacate, batata assada com casca, banana, figo; vit. C (auxilia a síntese de colágeno, reduz infecções e colabora na absorção do ferro): limão, acerola, tomate, laranja, caju; ácido fólico (para tratamento da anemia pela interação droga-nutriente): espinafre, feijão, fígado de galinha, gérmen de trigo;

- 3 a 4 refeições sem concentração (em pequenos volumes);
- manter peso adequado, elevar cabeceira da cama de 20 a 25cm;
- mastigar bem os alimentos;
- fazer refeições em posição ereta (a última refeição deve ser feita 3 a 4 horas antes de deitar).

Evitar

- na fase aguda: sucos cítricos, tomates e condimentos apimentados;
- nos períodos de remissão, alimentos que reduzem a pressão do esfíncter esofágico inferior: chocolate, cítricos, menta, noz-moscada, álcool, hortelã, pimenta, cafeína, leite, bebidas gaseificadas (água, refrigerante e cerveja), chá-mate, chá-preto, guaraná natural;
- alimentos flatulentos (repolho, cebola, peixes, feijões, brócolis, pimentão, abacate, batata-doce, couve-flor, jaca, melão, melancia, nabo, milho verde e ovo;
- líquidos durante as refeições;

- gordura visível das carnes (retirar antes da cocção);
- mocotó, dobradinha, sarapatel, feijoada, caruru e frituras;
- caldos concentrados em purina (consomês com cubos de carne);
- roupas apertadas;
- deitar-se logo após as refeições.

Doença vascular periférica

É causada pela oclusão de uma artéria por um coágulo ou placa ateromatosa nas extremidades, como mãos e pés. As complicações incluem desde falta de sensibilidade, dor, dificuldade de deambular até gangrena e posterior amputação. Como causas descreve-se tabagismo, aterosclerose, obesidade e diabetes mellitus. Se o paciente for obeso, uma dieta hipocalórica, hipolipídica e rica em fibras solúveis, pode ser benéfico. Além disso, ofertar nutrientes antioxidantes e anti-inflamatórios, para favorecer a cicatrização e reduzir a formação dos coágulos ou placas nas artérias.

Preferir

- alimentos ricos em *vit. B6* (gérmen de trigo, nozes, banana), *B12* (fígado, cavala, salmão, carne bovina magra) e *ácido fólico* (feijão, aveia, espinafre, abacate) para evitar/corrigir elevação dos níveis de homocisteína;
- peixes gordos fonte de *W-3* (anti-inflamatório): atum, sardinha, arenque 3 a 4 vezes por semana;
- alimentos fonte de *vitamina* C (antioxidante): caju, laranja, goiaba, acerola, kiwi, salsa, manga;

- alimentos ricos em *fibras* (reduzem o LDL-c e reduzem o esforço para defecar): aveia, berinjela, quiabo, repolho, arroz integral, pão integral, folhosos, abacaxi, mamão, ameixa seca;

- alimentos fonte de *vitamina E* (antioxidante): amêndoas, abacate, semente de girassol;

- alimentos fonte de *niacina* (vasodilatador): amendoim, carne bovina magra (alcatra, músculo, patinho, coxão duro/mole), peito de frango;

- azeite de oliva extra virgem, não aquecido, para elevar W3 e reduzir oxidação do LDL-c.

Evitar

- mais que uma fonte de *vitamina K* por dia: espinafre, repolho, lentilha, couve-flor, brócolis; excesso de alho, gengibre, ginkgo biloba ou ginseng em uso de anticoagulantes como Warfarina ou Coumadin;

- ganho de peso excessivo;

- alimentos constipantes: maisena, batata, cenoura cozida, arroz branco, caju, limão, chá-preto, goiaba, maçã sem casca;

- bebidas alcoólicas;

- fumo.

Flatulência

Presença de quantidades excessivas de gás no trato gastrointestinal. Apresenta como causas o ar deglutido com os alimentos, os gases derivados dos alimentos, os gases da deficiência de dissacaridases e os gases da ação das bactérias. No sentido de corrigir hábitos alimentares inadequados e aerofagia, os alimentos devem ser consumidos em ambiente calmo, com boa mastigação, e buscando identificar misturas ou preparações associadas à produção dos gases excessivos. A restrição inicial de alimentos ricos em enxofre, de difícil digestibilidade, flatulentos e fermentáveis colabora na identificação dos alimentos causadores desta manifestação, favorecendo posteriormente a reintrodução dos componentes de uma dieta equilibrada, após a identificação do agente etiológico, seja no tipo do alimento, na quantidade, ou na forma de preparo do mesmo.

Preferir

- mastigar lentamente;
- utilizar pouco óleo vegetal, alho e sal no tempero dos alimentos;
- lavar o feijão, colocar em água fervente por 3min e deixar de molho por 2 horas, desprezar a água, acrescentar nova água em temperatura ambiente por mais 2 horas, escorrer novamente, acrescentar nova água e deixar de molho da noite para o dia, escorrer e cozinhar com louro, gengibre e alho com nova água por aproximadamente 75 a 90 min;
- fracionar as refeições em três a quatro vezes ao dia;
- refeições leves à noite (saladas cruas ou sopas);
- gengibre (como tempero de qualquer prato ou em forma de chá – elimina os gases);
- iogurte e leite fermentado;
- repolho, brócolis e couve-flor escaldados apenas;

- chá de hortelã, erva-doce, funcho ou camomila;
- torradas ou biscoito cream cracker integral.

Evitar

- uso de canudos para ingestão de líquidos;
- agrião, cebola, couve-flor, repolho cozido, batata-doce, pimentão, brócolis, pepino, nabo, couve-de-bruxelas;
- goiaba, jaca, melão, jabuticaba, melancia;
- doces (bolo, caramelos, conservas, chocolate, doces em pasta);
- leite, requeijão, queijo e manteiga;
- ervilha, lentilha;
- bebidas gasosas ou muito açucaradas;
- amendoim, nozes, castanha, avelã;
- café, chá-preto;
- adoçante sorbitol, manitol ou frutose;
- carboidratos refinados (pães de trigo ou milho);
- preparações muito condimentadas ou gordurosas;
- conversar durante as refeições.

Garganta irritada

Geralmente decorrente de infecção viral ou bacteriana, também pode ser causada por poeira, fumaça, gases, alimentos ou bebidas quentes demais, ou alérgenos, como pólen. Além da necessidade de reduzir o ritmo de vida e descansar, a dieta deve ser composta de agentes anti-inflamatórios, de fácil digestibilidade para não sobrecarregar o organismo e rica em líquidos, evitando alimentos irritantes da mucosa e com poucos nutrientes.

Preferir

- dieta hiper-hídrica: 1 a 2l/dia através de água, sucos diluídos de hortaliças, sucos de frutas, chás claros (camomila, capim-limão, erva-doce, maçã);
- chá de alho com gengibre (anti-inflamatório);
- suco de abacaxi (bromelina: reduz inchaço e exerce ação anti-inflamatória);
- alimentos fonte de *vitamina* C (reforça sistema imunológico): laranja, acerola, kiwi, morango, caju, salsa, tomate;
- alimentos fonte de *vitamina* A: cenoura, abóbora, espinafre, fígado, alfafa, batata-doce;
- gargarejo com suco puro de limão;
- antes de dormir, o seguinte calmante: 1/2 limão, 1 colher (sopa) de mel, água quente;
- mastigar bem os alimentos.

Evitar

- doces, bolos, tortas, biscoitos recheados (o açúcar em excesso reduz a fagocitose dos linfócitos);
- biscoitos salgadinhos, azeitona, excesso de sal de adição (irritam a garganta);

- pimenta, curry, páprica e excesso de alimentos condimentados (irritam a garganta).

Gastrite e úlcera péptica

A gastrite e a úlcera péptica podem ocorrer quando alterações microbianas, químicas ou neurais provocam desequilíbrio nos fatores que normalmente mantêm a integridade da mucosa. A causa mais comum da gastrite e úlcera péptica é a infecção por Helicobacter pylori, porém, o uso crônico de anti-inflamatórios hormonais ou não, alcoolismo, fumo, ingestão de substâncias erosivas ou a combinação de qualquer um desses fatores também poderá contribuir para o quadro. Atualmente a medida mais sensata em relação à dieta consiste em recomendar uma alimentação normal, balanceada, de acordo com os hábitos dos pacientes, 3 a 4 vezes ao dia, evitando alimentos que, de alguma forma, lhes produzam manifestações dispépticas e desmistificar o velho conceito de que alimentos fibrosos não fazem bem e que o leite deve ser consumido liberalmente.

Preferir

- dieta normoproteica, normoglicídica e normolipídica;
- arroz, pão torrado, biscoito e macarrão integrais;
- leguminosas: feijão preto, mulatinho e manteiga;
- peito de frango, carne bovina magra (coxão-duro e patinho) subdivididas (desfiadas, picadas, moídas) em preparações do tipo ensopados ou assados;

- salmão, cavala, atum, sardinha, anchova (ômega-3 = anti-inflamatório);
- ovos cozidos ou pochê três vezes/semana;
- sopas de hortaliças bem cozidas, com pouca gordura;
- hortaliças: abóbora, aipim, cenoura, abobrinha, beterraba, batata, inhame, tomate sem pele;
- 1/3 copo de suco de couve e/ou repolho crus (anti-inflamatórios) diariamente por três semanas;
- frutas: banana, maçã, pera, pêssego, damasco (ricas em hemicelulose e com baixo teor de ácidos orgânicos); se não apresentar desconforto gástrico: abacaxi, laranja, limão e maracujá;
- chá de camomila, erva-doce, erva-cidreira, melissa, espinheira-santa;
- gengibre (reduz náusea, cicatrizante e anti-inflamatório);
- alimentos ricos em vit. E (antioxidante): óleo de gérmen de trigo, gérmen de trigo, amêndoa, avelã, abacate;
- leite fermentado/desnatado, iogurte, ricota, requeijão *light*;
- óleos vegetais não aquecidos (evitar os refogados): azeite de oliva extra virgem: fonte de antioxidantes;
- mastigar bem os alimentos;
- fracionar as refeições em três ou quatro vezes ao dia.

Evitar

- alimentos proteicos em excesso;

- doces concentrados: goiabada, doce de leite, cocada, geleia;
- frituras e alimentos/preparações gordurosas;
- bebidas gasosas e alcoólicas: refrigerante, água gasosa, cerveja;
- café (inclusive descafeinado), chá-preto, chá-mate, guaraná natural, chocolate;
- leite e derivados em excesso (>2 porções/dia);
- mostarda, pimenta-do-reino, noz-moscada, páprica, cravo-da-índia;
- cubos concentrados de carne/galinha/bacon/legumes e alimentos ricos em purinas: vísceras, levedo de cerveja, sopas prontas, carne suína, peru, pato;
- líquidos em excesso durante as refeições;
- alimentos excessivamente gelados ou quentes;
- períodos de jejum ou excesso de alimentação.

Gestação

É considerado um estado anabólico, que afeta os tecidos maternos através de hormônios que garantem a formação e o crescimento do bebê até o nascimento. A progesterona induz ao depósito de gordura para proteger o bebê e servir de reserva energética. Além disso, este hormônio induz ao relaxamento da musculatura lisa, o que causa uma redução na motilidade intestinal para aumentar a absorção de nutrientes. O estrogênio promove o crescimento do bebê, a função uterina e retenção hídrica. A dieta deve prevenir a hipoglicemia e a cetose, e garantir adequado ganho ponderal segundo o estado nutricional inicial. Atentar para possíveis deficiências de ferro, ácido fólico, vitamina A e D, cálcio e zinco, além de complicações comuns deste período como hipertensão, diabetes gestacional, náuseas, vômitos e hiperêmese gravídica.

Preferir

- calorias no 1º trimestre gestacional: VET + 285kcal/dia para gestantes ativas; VET + 200kcal/dia para gestantes sedentárias;
- calorias a partir do 2º trimestre gestacional: VET + 300kcal/ dia para gestantes ativas/sedentárias;
- proteínas: 0,91g/kg + 10g/dia através de carne bovina, aves, peixes, ovos, leite e derivados, leguminosas e oleaginosas;
- alimentos em preparações simples: assados, cozidos, ensopados, grelhados;
- frutas e vegetais crus e como entrada;
- uso do açúcar para adoçar líquidos (adoçantes e produtos dietéticos restritos para casos de diabetes);
- líquidos entre as refeições;
- suplementar *B12* em vegetarianas;
- alimentos ricos em *ácido fólico* (para evitar defeitos no tubo neural): levedura de cerveja, fígado de boi, espinafre cozido, feijão branco, brócolis, germe de trigo, suco de laranja, repolho;
- alimentos ricos em *zinco* (para evitar malformação congênita): carne bovina, peixe, aves, leite e deri-

vados, ostras, mariscos, fígado, queijos, cereais integrais, leguminosas e nozes;

- alimentos ricos em *ferro* (para evitar nascimento de crianças com baixo peso ou prematuras): fígado de boi, carne bovina, de aves, ovos, banana-prata, bertalha, espinafre, brócolis, couve, leguminosas, melado de cana;

- alimentos ricos em *vitamina* C (para evitar sangramento da gengiva e parto prematuro): acerola, goiaba, morango, manga, laranja, mamão, pimentão, bertalha, espinafre, couve;

- alimentos ricos em *vitamina* A (para evitar imunodeficiência; cuidado com os suplementos para não acarretar em hipervitaminose): fígado, azeite de dendê, leite em pó integral, manteiga sem sal, queijo prato, couve, agrião, abóbora, cenoura, manga;

- alimentos ricos em *vitamina* D (para evitar hipocalcemia neonatal): arenque, salmão, sardinha enlatada, fígado de frango, gema de ovo;

- alimentos ricos em *vitamina* E (para evitar anemia hemolítica em prematuros): óleo de milho, óleo de soja, óleo de girassol, leite de vaca, abacate, damasco, salmão;

- alimentos ricos em *magnésio* (para evitar pré-eclâmpsia): cereais integrais, oleaginosas, folhosos verde-escuros e frutos do mar;

- peixe por 2 a 3 vezes na semana se não houver relato de alergia: atum, salmão, pescada, arenque, sardinha;

- média de consumo de alimentos para garantir a ingestão dos nutrientes por dia: 3 copos de leite, 200g de carne, 1 porção de feijão, 5 frutas (1-2 cítricas) e/ou hortaliças, 7 porções de cereais (sendo 3 porções integrais de pão, arroz, macarrão, biscoito, hortaliças C); 3 porções de gorduras;

- em casos de *náuseas/vômitos*: temperos suaves, alimentos sólidos e ricos em glicídios pela manhã (cream cracker e torradas antes de levantar, iogurte e geleias de frutas no desjejum), limonada, gengibre, substituir o suplemento vitamínico/mineral por de outro laboratório;

- em casos de *azia (pirose)*: dieta fracionada, menor volume;

- em casos de *sialorreia*: deglutir a saliva, aumentar os líquidos, frutas com caldo;

- em casos de *hemorroida*: dieta para obstipação (vide Obstipação intestinal, p. 171).

Evitar

- excesso de cafeína (para evitar aborto espontâneo): café (<2 xícaras/dia), coca-cola, guaraná, chá-preto, chocolate;

- pular as refeições, principalmente o desjejum (para evitar cetose, prejudicando o desenvolvimento cerebral);

- queijos cremosos como Brie, Camembert, Roquefort (pela possível contaminação com *Listeria* que causa morte fetal);

- ovos, peixes e carnes cruas;

- na prevenção/tratamento da *anemia*: leite e derivados, aveia e cereais integrais, refrigerantes, mate, chá e café junto às grandes refeições (almoço e jantar), ingerir suplementos de ferro associados a antiácidos (sugestão: antes de dormir);
- suplementos de ervas;
- frituras, doces, balas, refrigerantes, pastelarias;
- fumo e bebidas alcoólicas;
- excesso de doces;
- laxantes em caso de obstipação;
- em caso de *náuseas/vômitos*: deitar após as grandes refeições, condimentos picantes, excesso de odores, alimentos gordurosos, líquidos durante as refeições;
- em casos de *azia (pirose)*: deitar após as grandes refeições, café, chá, mate, álcool, fumo, doces, frituras, pastelarias, mais que 3 copos de leite/dia, chá de hortelã, chocolate, pimenta.

Gota
(Hiperuricemia)

É um distúrbio do metabolismo da purina, em que níveis anormalmente elevados de ácido úrico (hiperuricemia) estão presentes no sangue. Como consequência, os uratos de sódio se formam e se depositam como tofos nas pequenas articulações e tecidos circundantes. Os fatores de risco para gota incluem obesidade, alto consumo de bebidas alcoólicas, algumas drogas anti-hipertensivas e alta ingestão de purinas. A doença pode iniciar a partir de algum acidente, jejum prolongado, alta ingestão de álcool ou alimentos ricos em purinas, *stress* emocional, diabetes, anemia falciforme ou doença renal crônica. A orientação nutricional deve contemplar alta ingestão de líquidos para evitar a nefrolitíase. A redução ponderal é geralmente associada à redução dos fatores de risco e alívio dos sintomas. O controle do consumo de purinas é pertinente apenas na fase aguda. O consumo adequado de alimentos anti-inflamatórios e antioxidantes é recomendado.

Preferir

- fase aguda: restrição de purinas (selecionar alimentos do grupo 3 do quadro a seguir);
- na gota severa (presença de tofos): 100 a 150mg/dia – alimentos dos grupos 2 e 3;
- após fase aguda (nos intervalos e em uso de medicação): 600-1.000mg de purina/dia = alimentos dos grupos 1, 2 e 3 – ou seja, alimentação normal, sem excessos;
- reduzir o peso gradualmente;
- dieta normoproteica, normo a hiperglicídica (eleva a excreção de ácido úrico) e hipolipídica (o lipídio reduz a excreção de ácido úrico);
- leite/iogurte/coalhada desnatados, queijos brancos, ricota;
- feijão, soja, tofu, proteína vegetal texturizada, leite de soja;
- cereais integrais, arroz, painço, aveia, pipoca;

- aproximadamente três litros de líquidos/dia (para aumentar a excreção de ácido úrico e reduzir possibilidade de cálculo renal);
- alimentos ricos em ácido fólico: laranja, banana, abacate, couve, folha de beterraba e pão integral (reduzem a produção de ácido úrico);
- alimentos ricos em vit. C: limão, caju, laranja, tangerina, acerola, kiwi e tomate (aumentam a excreção de ácido úrico);
- antioxidantes (vit. A e E): salsa, bertalha, cenoura, abóbora, óleos vegetais, oleaginosas (para proteção celular dos radicais livres);
- anti-inflamatórios: bromelina (abacaxi) e ômega-3 (semente de linhaça, folhosos verde-escuros, óleos de peixe, peixes gordos);
- chás de carqueja e cavalinha.

Evitar

- redução brusca de peso ou jejum prolongado (para não ocorrer cetose que reduz a excreção de ácido úrico);
- frutose como adoçante (aumenta a produção de ácido úrico);
- doces concentrados: doces de corte, tortas, balas, chocolates, bolos, pés de moleque, cocadas;
- bebidas alcoólicas, principalmente cerveja;
- pães doces;
- levedo de cerveja como suplemento;
- sal em excesso ou alimentos salgados;

- caldos concentrados de galinha, carne, bacon ou verduras.

* * *

Lista de alimentos segundo o teor de purinas.

Alimentos com alto teor de purinas (grupo 1):

Carnes:	vitela, bacon, cabrito, carneiro
Miúdos:	fígado, coração, língua, rim, miolo
Peixes e frutos do mar:	sardinha, salmão, truta, cavala, bacalhau, arenque, anchova, ovas de peixe, mexilhão
Aves:	galeto, peru, pombo, ganso

Alimentos que devem ser evitados só nas crises (grupo 2):

Carnes:	vaca, frango, porco, coelho, presunto
Peixes e frutos do mar:	peixes não citados no grupo 1, além de camarão, ostra, lagosta, caranguejo
Leguminosos:	feijão, soja, grão-de-bico, ervilha, lentilha
Verduras:	aspargo, cogumelo, couve-flor, espinafre

Cereais integrais:	todos (arroz integral, trigo em grão, centeio, aveia)
Oleaginosos:	coco, nozes, amendoim, castanha-do-pará e castanha-de-caju

Alimentos permitidos (grupo 3):

Gerais:	leite, chá, chocolate, queijo, ovos, manteiga e margarina
Cereais:	pão, macarrão, sagu, fubá, tapioca, araruta, arroz branco, milho
Vegetais:	todos, exceto os incluídos no grupo 2
Adoçantes:	à base de aspartame ou sucralose
Frutas:	todas

Halitose

Halitose ou mau hálito é o odor desagradável do ar expelido pelos pulmões. Pode ocorrer como consequência de diversas patologias: cárie, gengivite, amigdalite, desidratação (redução do fluxo salivar), insuficiência renal, insuficiência hepática, diabetes descompensado, diarreia, constipação, dispepsia, úlcera e câncer gástrico. O mau hálito matinal é fisiológico, e está presente em 100% da população. Decorre de leve hipoglicemia, redução do fluxo salivar durante o sono, além do aumento da flora bacteriana anaeróbia proteolítica. Entretanto, deve desaparecer após a higiene dos dentes antes e após o desjejum. Além da higiene adequada da cavidade oral, como escovar dentes e língua, deve-se atentar para outras causas inespecíficas como longos períodos de jejum, dietas drásticas, tensão emocional, ou aumento no consumo de alimentos ricos em enxofre, álcool, leite e iogurte. Deve-se garantir o consumo de líquidos e alimentos que estimulam a produção de saliva e bactericidas, além de evitar alimentos ricos em enxofre.

Preferir

- *alimentos ricos em fibras* (estimulam a produção de saliva, impedindo o crescimento de bactérias responsáveis pela produção de gases putrefeitos; sua estrutura física também impede a deposição de alimentos): cereais integrais, folhosos, maçã e pêra com casca e leguminosas;

- mastigar adequadamente para evitar sobrecarga gástrica, aumento de produção de ácido e consequentemente maior produção de gases voláteis;

- 2 litros de líquidos/dia (para adequada produção de saliva);

- temperos como: *cravo* (bactericida); *canela* (bactericida, tônica e digestiva) usar como enxaguatório bucal: ferver as ramas por 10 minutos e utilizar o líquido várias vezes ao dia; *salsa crua* (anti-inflamatório); *gengibre* (bactericida e estimulante da circulação).

- higiene adequada da cavidade oral;

- redução dos intervalos entre as refeições;
- escovar os dentes e a língua ou, pelo menos, enxaguar a boca com água ao ingerir, entre as refeições, leite, iogurte, bebida alcoólica, alimentos ricos em enxofre e em glicídios;
- balas, drops ou chicletes com xilitol (o ato de mastigar aumenta a produção de saliva e diminui o odor);
- ajustar a dieta à patologia causal, aos fármacos em uso e às necessidades do paciente.

Evitar

- excesso de cebola, alho (ricos em indol e sulfetos alílicos – enxofre);
- excesso de crucíferos: repolho, brócolis, couve-debruxelas, couve-flor (ricos em indol).
- longos períodos de jejum;
- tabagismo intenso e excesso de consumo de café (produzem saburra lingual, provocando halitose intensa);
- excesso de alimentos ricos em enxofre (carnes, ovos, alho, repolho, bacalhau, fígado, gérmen de trigo);
- bebidas alcoólicas;
- leite e iogurte (o odor dos produtos voláteis do metabolismo dos lipídios e da fermentação sobre a língua é exalado pelos pulmões depois da digestão e absorção, gerando a halitose);
- uso constante de produtos para bochechos, pois podem alterar a flora bucal e produzir manchas escuras nos dentes;

- pastilhas, balas, drops e chicletes com açúcar, pois são cariogênicas.

Hemodiálise

É um processo de filtração do sangue que remove o excesso de líquido e metabólitos. Como a terapia é intermitente, ocorre acúmulo de substâncias tóxicas e líquidas nos intervalos interdialíticos. A desnutrição calórico-proteica é comum e a dieta deve garantir energia e proteína suficiente para evitar esta depleção. Como a constipação é comum, a recomendação de fibra situa-se entre 20 e 25g/dia. O consumo de sódio e líquidos é individualizado, dependendo do volume e das perdas urinárias.

Preferir

- dieta normo a hipercalórica: 25 a 35kcal/dia (tendem a desnutrir);
- dieta hiperproteica (1 a 1,2g/kg de peso ideal/dia) para repor os aminoácidos perdidos na diálise). *Obs.*: 1,2 a 1,5 na desnutrição;
- ovos, carne bovina, frango, peixe (proteínas de alto valor biológico); o leite é oferecido com moderação, pois contribui para elevar o volume de líquidos, além de ser rico em potássio, sódio, cálcio e fósforo. Ex.: 100ml leite + 100-150g carnes + 25g queijo + 1 ovo (o restante das proteínas deve ser completado com fontes de baixo valor biológico – arroz + feijão);

- dieta normolipídica (25 a 35% das kcal): observar dislipidemias;

- dieta normoglicídica (50 a 60% das kcal) em forma de doces, mel, geleias, melado;

- condimentos em substituição ao sal: alecrim, orégano, manjericão, salsa, coentro, alho, cebola;

- hortaliças com menos que 300mg% de potássio: acelga cozida, pimentão, berinjela, agrião, couve-flor, aspargo, alface, pepino, repolho cozido, tomate, abobrinha, vagem, alho-poró, beterraba cozida, abóbora, milho. *Obs.*: se usar batata-inglesa, deixá-la de remolho por 30min, sem casca, antes da fervura;

- frutas com menos que 200mg% de potássio: abacaxi, cereja, ameixa, morango, tangerina, maçã, laranja, pera;

- para aliviar a sede: adicionar gotas de limão às bebidas, lavar os dentes com pasta mentolada, usar goma de mascar, fazer cubos de gelo com limão;

- alimentos ricos em vit. B6: frango, carne bovina, batata, figo; vit. B12: fígado, ovos, peixe, carne bovina; ácido fólico: laranja, pão integral;

- se obstipado: 2 colheres de sopa de farelo de trigo (aumento gradual do consumo).

Evitar

- sal (consumo de sódio entre 1 e 3g) presente nos alimentos enlatados e processados principalmente;

- substitutos do sal (cloreto de potássio) para evitar a hipercalemia;

- líquidos em excesso (até 500ml + diurese/dia); em caso de dias quentes, febre ou diarreia: 750ml + diurese;

- preparações como sopas, molhos e ensopados pelo alto conteúdo de líquidos;

- chocolates, nozes e refrigerantes à base de cola pelo alto conteúdo de fósforo;

- consumo de alimentos durante a sessão de hemodiálise.

Hepatite crônica ou cirrose (na ausência de esteatose ou encefalopatia hepática)

Para caracterizar a hepatite crônica, o paciente deve ter pelo menos um curso de seis meses de hepatite ou evidência bioquímica e clínica de hepatopatia com biópsia confirmatória de inflamação hepática sem resolução. A hepatite crônica pode ter etiologias autoimunes, virais, metabólicas ou tóxicas. A dieta deve garantir a função hepática residual e melhorar o estado nutricional com aproximadamente 1.000kcal e 35g de proteínas adicionais por dia, além de colaborar no tratamento das complicações específicas, como ascite, edema, depleção muscular, redução ponderal, varizes esofagianas e hipertensão portal.

Preferir

- dieta hiperproteica, normoglicídica e hipolipídica;

- iniciar as refeições com salada crua;

- carnes magras, peixes e aves sem pele ou gordura aparente;
- queijos brancos (ricota ou frescal), leite e iogurte desnatado;
- pães, biscoitos e cereais integrais;
- ao menos 1 porção de fruta cítrica e 2 porções de frutas frescas por dia;
- utilizar doces, mel, geleia de mocotó, geleia de frutas;
- óleos vegetais: milho, soja, canola, girassol, azeite de oliva;
- fracionar as refeições em cinco ou seis vezes reduzindo o volume;
- mastigar lentamente;
- alimentos ricos em metionina: leite, queijo, ovos, carne bovina magra, vísceras, feijão, castanha-do-pará e amêndoas.

Evitar

- bebidas alcoólicas;
- líquidos durante as refeições;
- preparações gordurosas: feijoada, frituras, estrogonofe, mocotó, massas com molhos cremosos ou com queijo;
- achocolatados;
- embutidos: salame, salsicha, linguiça, mortadela;
- condimentos tipo: catchup, maionese, mostarda, pimenta, molhos concentrados (molho inglês, alho, soja);
- carnes gordurosas, salgadas e defumadas.

Hipercolesterolemia pura

É uma dislipidemia caracterizada pela elevação isolada do colesterol total e/ou LDL-colesterol. A orientação nutricional deve controlar o consumo de alimentos fonte de gordura saturada, gordura trans e colesterol, além de promover o consumo de alimentos fonte de fibras solúveis, fitoestrógenos, ácido fólico, B6, B12 e poli-insaturados Ômega-3.

Preferir

- até 1 ovo cozido, pochê ou mexido no leite desnatado ao dia;

- leite/iogurte/coalhada desnatados, queijo branco, ricota, *cottage*, requeijão *light*, margarina *light* (até 40% lipídios) ou líquida;

- carne bovina magra (coxão duro e patinho), peito de frango, peru ou chester sem pele;

- peixes gordos(ômega-3 = reduz LDL-c): sardinha, atum, salmão, arenque;

- folhosos à vontade: couve, alface, agrião, espinafre, bertalha;

- 2 colhes de sopa de farelo de aveia por dia;

- cereais integrais: pão, biscoito, macarrão e arroz;

- leguminosas diariamente: feijão preto, branco, manteiga, mulatinho, grão-de-bico, soja, lentilha, ervilha, fradinho;

- óleo de canola, soja e azeite de oliva;

- abacate, amêndoa, castanha-de-caju, castanha-do-pará, nozes;

- soja (leite, grão, tofu, proteína vegetal texturizada);

- vegetais ricos em ácido fólico: espinafre, abóbora; B6: gérmen de trigo, abacate, batata assada com casca, banana, figo; B12: salmão, carnes magras (para evitar a produção de homocisteína);

- alimentos antioxidantes: laranja, kiwi, limão, alho, couve-flor, brócolis, cenoura.

Sugestão de coquetel hipocolesterolêmico: 1 copo de suco de laranja ou leite desnatado, 1 banana, 2 col. sopa de farinha de soja, adoçante.

Evitar

- margarina comum (80% lipídios), manteiga, creme de leite, leite/iogurte/coalhada integrais, queijos cremosos e amarelos (prato, parmesão, mussarela), nata de leite, gordura hidrogenada, banha animal, óleo e leite de coco;

- bacon, toucinho, linguiças, salame, paio, presunto, mortadela;

- pele de aves, gordura visível da carne, rim, fígado, coração;

- produtos industrializados congelados (empanados, hambúrguer);

- pães doces com cremes, biscoitos recheados, amanteigados, wafers;

- massas com molhos cremosos: à base de molho branco ou queijos;

- sorvetes cremosos ou com gordura vegetal hidrogenada;
- cremes chantilly, maionese; molhos prontos para saladas;
- doces concentrados como goiabada, doce de leite, bananada, chocolates, tortas, bolos com cremes;
- bebidas achocolatadas;
- refrigerantes e bebidas alcoólicas.

Hipertensão arterial

Define-se como a pressão sistólica (PS) igual ou superior a 130mmHg ou a pressão diastólica (PD) igual ou superior a 85mmHg ou ambas. A hipertensão não tratada pode desencadear o desenvolvimento de insuficiência cardíaca congestiva, falência renal e doença vascular periférica. A redução ponderal deve ser promovida, o consumo de cloreto de sódio controlado até 6g/dia, garantir as recomendações de cálcio, magnésio e potássio e monitorar a interação droga-nutriente.

Preferir

- manter peso adequado;
- carnes magras em preparações assadas, grelhadas ou cozidas;
- leite/iogurte/coalhada desnatados, queijos brancos;
- óleos vegetais: soja, canola, azeite, milho, girassol;
- alimentos ricos em potássio (natriurético): inhame, feijão preto, lentilha, abóbora, cenoura, chicória, couve-flor, vagem, espinafre, nabo, rabanete, abacate, banana, ameixa, laranja, mamão, maracujá;

- temperos como alho, salsa, coentro, cebola, cebolinha, orégano, limão, louro no lugar do sal;
- peixes gordos: sardinha, atum, cavala, salmão, arenque;
- semente de linhaça dourada (2 col. sopa/dia): fonte de ômega-3 e fitoestrógenos;
- aipim, inhame, batata-doce, pão sem sal ou integral em substituição aos pães com sal;
- 1 cabeça de alho amassado no azeite de oliva extra virgem: utilizar o azeite no tempero de saladas ou pratos prontos;
- alimentos ricos em magnésio (vasodilatador): couve, salsa, espinafre, gérmen de trigo, pão integral, nozes, amêndoas;
- ler sempre o rótulo dos alimentos industrializados evitando sódio e cloreto de sódio.

Evitar

- carnes gordas e frituras;
- enlatados: molhos de tomate, azeitonas, picles, salsicha;
- embutidos: linguiça, mortadela, salame, apresuntado, calabresa;
- salgados: carne-seca, toucinho, bacon, aves/peixes defumados;
- caldo de carne, galinha, bacon ou vegetais ou temperos prontos, sopas desidratadas;
- leite integral ou desnatado em pó, leite/coalhada/iogurte integrais, queijos amarelos, cremosos, nata;

- produtos industrializados contendo sódio: bicarbonato de sódio, fosfato de sódio, glutamato monossódico, hidróxido de sódio, sulfato de sódio, propionato de sódio, ciclamato de sódio e sacarina sódica;
- estimulantes: café, chá-preto, chá-mate, guaraná natural, refrigerantes à base de cola (principalmente os dietéticos), *capuccino*;
- antiácidos (sonrisal, sal de andrews, alka-seltzer) e laxantes sem prescrição médica;
- alimentos dietéticos em excesso.

Hipertireoidismo

Resulta da secreção excessiva de hormônios da tireoide, como a tiroxina ou tri-iodotironina. Tem como manifestações clínicas alta taxa metabólica basal, depleção muscular, sudorese, tremor, taquicardia, intolerância ao calor, insensibilidade ao frio, nervosismo, apetite aumentado e exoftalmia. A nutrição tem como objetivos prevenir ou tratar as complicações que acompanham o hipermetabolismo, incluindo o emagrecimento e a desmineralização óssea; corrigir o balanço nitrogenado negativo e anemia; repor perdas provenientes da diarreia e sudorese excessiva; restringir sódio em caso de exoftalmia; monitorar intolerância à gordura e esteatorreia.

Preferir

- dieta hipercalórica: 30-40kcal/kg;

- dieta hiperproteica: 1 a 1,75g/kg/dia para corrigir balanço nitrogenado negativo: feijão, carnes, aves, peixes, oleaginosas, leite, queijo e ovos;
- 3 a 4 litros de fluidos por dia para repor perdas a partir de diarreia e diaforese (sudorese), a menos que contraindicado por problemas renais ou cardíacos: água, sucos de frutas do tipo melancia, melão, limonada, acerola, laranja, chás de camomila, erva-doce, capim-limão, leite;
- alimentos ricos em *cálcio* (para evitar/corrigir osteoporose): leite, queijo, manjuba, amêndoa, brócolis, couve-flor;
- alimentos ricos em *ferro* (para evitar/corrigir anemia): feijão, lentilha, ervilha, grão-de-bico, carne bovina magra, fígado, carne de soja;
- alimentos ricos em *vitamina D* (para evitar/corrigir osteoporose): sardinha, salmão, creme de leite, manteiga;
- alimentos ricos em *vitamina A* (antioxidante e precursor do colágeno): abóbora, cenoura, salsa, fígado, escarola, alfafa, couve, espinafre;
- alimentos ricos em *vitamina C* (antioxidante, precursor do colágeno e facilita absorção do ferro): acerola, goiaba, morango, manga, laranja, mamão, pimentão, bertalha, acerola, kiwi;
- alimentos ricos em vitaminas *B1*: levedo de cerveja, amendoim, Sustagem®; *B2*: fígado, castanha-de-caju, abacate; *B3*: carne bovina magra (alcatra, músculo, patinho) para favorecer a oxidação dos nutrientes na oferta energética;

- alimentos ricos em *fibra solúvel* (prevenir/tratar diarreia e reduzir triglicerídeos): cenoura cozida, arroz, banana, batata, maçã, pera, pêssego, limão, Benefiber®;

- submeter à cocção: repolho, couve-de-bruxelas, couve, nabo, aipim, brócolis, couve-flor, soja, amendoim (contêm substâncias que aumentam os efeitos colaterais dos medicamentos antitireoide).

Evitar

- excesso de sal (cloreto de sódio) e alimentos ricos em sódio, em caso de exoftalmia (pela retenção de fluido extracelular nos olhos): caldos de carne em cubo, carne-seca, azeitona, bacon, leite em pó, enlatados, embutidos;

- bebidas ricas em *cafeína*: café, chá-preto, mate, chocolate, pepsi®, coca-cola®, guaraná em pó (são estimulantes e desidratam);

- alimentos ricos em *fibras insolúveis*: farelo de trigo, excesso de folhosos, mamão, laranja;

- bebidas alcoólicas (por promoverem hipoglicemia);

- bolos, tortas, balas, caramelos, doces concentrados (para evitar elevação dos triglicerídeos).

Hipertrigliceridemia isolada

É uma dislipidemia caracterizada pela elevação isolada dos triglicerídeos. A nutrição tem como objetivos reduzir o peso corporal e controlar o consumo de alimentos fonte de açúcares simples e bebidas alcoólicas. O aumento no consumo de fibras insolúveis e solúveis que promovam a saciedade, além de fontes animais e vegetais de ômega-3, pode favorecer a normalização desta alteração.

Preferir

- dieta hipocalórica, normoglicídica, normoproteica e normolipídica;
- cereais integrais: farelo de trigo, arroz integral, pão integral;
- peixes ricos em ômega-3: cavala, salmão, atum, truta, sardinha;
- folhosos verde-escuros: espinafre, couve, bertalha, agrião, salsa, escarola, chicória;
- carne bovina magra (coxão duro ou patinho), frango sem pele;
- leguminosas: feijão preto, mulatinho, lentilha, grão-de-bico, fradinho;
- alternar inhame, aipim, milho verde e batata-doce com o pão e biscoito do desjejum ou lanche;
- óleos vegetais de soja, canola e azeite de oliva extra virgem;
- fracionar as refeições em cinco a seis vezes/dia;
- adoçantes em substituição ao açúcar branco, mascavo, mel, melado, glicose de milho;
- alternar as marcas dos adoçantes;
- 2 col. sopa de semente de linhaça dourada/dia;

- sugestão para substituir os bolos comuns: Pão de ló: 4 col. sopa adoçante pó próprio para forno e fogão, 4 col. sopa farinha de trigo, 4 gemas, 4 claras em neve.

Evitar

- refeições concentradas em carboidratos e lipídios;

- alimentos à base de farinha de trigo refinada (pães, bolos e biscoitos industrializados);

- mais do que uma unidade de pão francês ou 2 fatias de pão de fôrma integral por refeição;

- doces (balas, açúcar branco, açúcar mascavo, geleia, gelatina, doces em pasta, frutas em calda, bolos recheados, tortas, melado, mel, glicose de milho, chocolates);

- bebidas alcoólicas: cerveja, vinho, uísque, champanhe, licor;

- refrigerantes;

- preparações gordurosas: frituras, massas com molhos cremosos, estrogonofe, empadões, tortas salgadas, pizzas.

Hipotireoidismo

Caracterizado pela redução na atividade da glândula tireoide, a partir de procedimentos cirúrgicos, doença autoimune ou hipofunção da glândula pituitária. Tem como manifestações clínicas pele seca, fadiga, ganho ponderal, lentidão na fala, apatia mental, constipação, redução da audição, dificuldade de memorizar e intolerância ao frio. A orientação nutricional objetiva controlar o ganho ponderal resultante da taxa metabólica basal reduzida de 15 a 40%; corrigir anemia, dislipidemia e constipação intestinal; favorecer adequada atividade da glândula.

Preferir

- calorias para atingir peso teórico;
- dieta normo a hiperproteica: 0,8 a 1,5g/kg/dia (para elevar a termogênese induzida pelo alimento);
- alimentos *laxativos*: abacaxi, agrião, alface, ameixa seca, berinjela, pimentão vermelho e amarelo, quiabo, cenoura crua, beterraba crua, cereais integrais, aveia em flocos, mamão, laranja (para corrigir a obstipação frequente);
- 1 a 2 litros de água por dia;
- submeter à cocção: repolho, couve-de-bruxelas, couve, nabo, mandioca, brócolis, couve-flor, soja, amendoim (contém substâncias bociogênicas que bloqueiam a captação de iodo pela glândula tireoide);
- para adequada função da tireoide:
- alimentos ricos em *zinco*: agrião, pasta de gergelim, carne bovina magra, salsinha;
- alimentos ricos em *cobre*: nozes, castanha, fígado, crustáceos, uva passa e abóbora;
- sal iodado, peixes e frutos do mar (fontes de iodo);
- azeite de oliva extra virgem (eleva HDL-c e reduz LDL-c);

- alimentos ricos em *ferro* (pela hipoexcitação da medula óssea): feijão, grão-de-bico, lentilha, ervilha, carne bovina magra (patinho, coxão mole/duro, músculo, alcatra).

Evitar

- gordura *saturada*: óleo e leite de coco, manteiga, leite integral, queijos amarelos, bacon, toucinho, carne bovina gorda (acém, contrafilé);
- gordura *trans*: margarina com 80% de lipídios, biscoitos recheados, bolos industrializados, congelados industrializados, folheados;
- sal (cloreto de sódio) e alimentos ricos em *sódio*: enlatados, embutidos, azeitona, caldo de carne em cubos, carne-seca, leite em pó.

Idosos (>65 anos)

O envelhecimento envolve uma progressão de alterações fisiológicas com perdas celulares e declínio funcional dos órgãos. As necessidades calóricas relacionadas à taxa metabólica basal reduzem aproximadamente 10% para as idades entre 50 e 70 anos e 20 a 25% após este período. A nutrição deve favorecer o controle do peso corporal, manter a massa muscular e prevenir doenças agudas ou complicações de doenças crônicas como osteoporose, anemias, obesidade, diabetes, doenças cardiovasculares e câncer.

Preferir

- 3 a 4 porções de leite e derivados ou substitutos do cálcio, 2 a 3 porções de carnes ou substitutos, 3 a 5 porções de hortaliças, 2 a 4 porções de frutas e 6 a 12 porções de cereais;

- média de 1.900kcal para sexo feminino e 2.100kcal para sexo masculino;

- 1g ptn/kg/dia (monitorar funções renal e hepática);

- 1.200mg de cálcio a partir de leite e derivados (especialmente o iogurte pela melhor digestão e absorção de cálcio);

- suplementos em caso de desnutrição: Sustagem®, Sustain®, Nutren Pró-Active® ou Nutren Diabetes®;

- carnes magras: lagarto, filé mignon, coxão duro/mole, patinho, alcatra, músculo;

- alimentos ricos em *vitamina E* (antioxidante): oleaginosas, gérmen de trigo, óleo de girassol, abacate;

- 1,5 a 2,0l líquidos/dia;

- ameixa, laranja, mamão e cereais integrais (para evitar uso de laxantes)

- em caso de redução do paladar e olfato, garantir *zinco* (agrião, pasta de gergelim, broto de alfafa), *ácido fólico* (feijão em sopas, creme de espinafre, abacate), *vitamina A* (salsa, fígado, escarola) e *B12* (cavala, salmão, carne bovina moída ou suplementos);

- melhorar o sabor dos alimentos com orégano, manjericão, pimenta, alho, limão, alecrim (alimentos saborosos liberam endorfinas e incrementam o sistema imune);

- alimentos ricos em *tiamina* (pela redução da eficiência metabólica): levedo de cerveja, amendoim, farelo de arroz, Sustagem®);

- alimentar-se socialmente por promover maior consumo;

- chás de camomila, erva-doce, capim limão, maçã;

- bebidas aquecidas em casos de hipotermia: chocolate quente, leite com chá de ervas claras, leite com café pingado, caldos de hortaliças, sopa de ervilha com cenoura, sopa de feijão com massa;

Evitar

- carnes gordas: picanha, fraldinha, acém, capa de filé, contrafilé, bacon;

- caldos de carne em cubos, carne-seca, azeitona;

- doces, tortas, balas, açúcares (pela progressiva intolerância à glicose);

- excesso de café, coca-cola, chá-preto, mate (favorecem desidratação).

Insônia

Caracterizada pelo excesso de vigília, incapacidade de começar a dormir ou de manter o sono, a insônia não é considerada doença, mas consequência de algum problema ou enfermidade mais grave. Há dois tipos comuns de insônia: as situacionais, que atingem pessoas que passam por dificuldades ocasionais e as *patológicas* que acometem indivíduos com doenças psicofisiológicas mais graves, como depressão ou ansiedade. Também atormenta profissionais com atividades em turnos alternados e pilotos de avião que trabalham em voos internacionais. A dieta deve ser equilibrada, rica em substâncias que facilitem o sono e preparações de fácil digestibilidade, além de evitar o excesso de alimentos, preparações gordurosas e bebidas estimulantes no período noturno.

Preferir

- chás de ervas (erva-doce, alface, camomila, capim-limão, maçã);
- preparações mornas e com pouco volume: caldos, sopas, mingaus (aumentam o fluxo sanguíneo gástrico reduzindo o cerebral, facilitando o sono);
- leite morno (contém triptofano, precursor da serotonina);
- massas e doces (estimulam o envio de triptofano para o cérebro induzindo o sono);
- gorduras (exigem grande deslocamento de sangue para o aparelho digestivo, reduzindo a circulação cerebral) com moderação, pois o excesso dificulta a digestão.

Evitar

- chá-preto, chá-mate;
- guaraná natural;
- *capuccino*;

- café;
- chocolate;
- refrigerantes do tipo guaraná, coca-cola e pepsi-cola;
- excesso de alimentos proteicos (carne bovina, suína e aves): outros aminoácidos competem com o triptofano impedindo a formação de serotonina.

Intolerância à lactose

Incapacidade de digerir a lactose, um dissacarídeo encontrado no leite, em galactose e glicose, devido a uma deficiência da enzima lactase. Desta forma, através da ação bacteriana no cólon, a lactose é fermentada a gases e ácidos orgânicos resultando em distensão e dor abdominal. A dieta deve ser isenta ou controlada em lactose, ou seja, em alguns indivíduos pode haver tolerância de até 120ml de leite (6g de lactose), principalmente o integral, devido ao menor esvaziamento gástrico. Atentar para queijos processados ou alimentos industrializados que contenham leite em pó. Após a melhora dos sintomas, introduzir gradualmente alimentos que contenham leite ou lactose em suas composições.

Preferir

- iogurte, coalhada;
- queijos minas, ricota, *cottage*, requeijão;
- leite de soja;
- leite fermentado;

- leite de vaca adicionado de lactase;

- para crianças: além dos citados acima, leite materno, mamadeira de frango ou rã, leites à base de hidrolisados de proteína;

- após a melhora do quadro, utilizar leites mistos conforme a aceitação.

Evitar

- sacarose (açúcar comum, mascavo, mel, melado ou produtos que a contenham);

- lactose (leite de vaca, cabra ou produtos industrializados/caseiros como bolos, tortas, pudins que contenham lactose em sua composição);

- folhosos em excesso;

- frituras, salgadinhos;

- hortaliças e frutas laxativas.

Insuficiência renal crônica

É caracterizada pela redução progressiva da taxa de filtração glomerular diminuindo a regulação, excreção e funções endócrinas até a incapacidade do rim de manter a homeostase. Como a doença renal progride lentamente, chega a um ponto em que o nível de produtos residuais circulantes leva a sintomas de uremia, como cefaleia, dispneia, anorexia, náuseas, vômitos, dor abdominal, dores em articulações e ossos, fadiga, convulsões e pericardite. A desnutrição proteico-energética é comum mesmo antes da diálise. Portanto, a nutrição deve restabelecer e manter o balanço hidroeletrolítico, corrigir acidose e anemia, além de minimizar o catabolismo proteico. Observar possíveis deficiências de cálcio, vitamina C, ácido fólico e outras vitaminas do complexo B.

Preferir

- 30 a 35kcal/kg/dia, 50 a 60% de carboidratos, 30 a 40% de lipídios;
- 0,8g de ptn/kg de peso se TFG > 25ml/min;
- 0,6g de ptn/kg de peso se TFG < 25ml/min;
- peixe, ovos, soja e seus produtos (leite, PVT, tofu): menor sobrecarga glomerular em relação à carne bovina, suína e frango;
- ervas para temperar os alimentos (orégano, salsa, cebolinha, coentro, alecrim, manjericão, tomilho etc.);
- farinhas hipoproteicas: amido de milho, tapioca, fécula de batata, polvilho, araruta;
- se volume urinário >1.000ml/dia, o potássio não é restrito; do contrário, seguir as orientações do nutricionista quanto ao consumo de líquidos e alimentos ricos em potássio; optar por frutas cozidas (banana, maçã, pera); lima (rica em vit. C e pobre em potássio); utilizar a tríplice fervura desprezando a água de cocção de carnes;
- mel, melado para melhorar o sabor das frutas cozidas;
- na presença de dislipidemia: azeite de oliva, peixes gordos, semente de linhaça, óleo de canola e soja, margarina até 40% lipídios;

- na presença de anemia: quiabo, melado, feijão associado ao consumo de lima.

Evitar

- proteínas em excesso (carnes, aves, peixes, ovos, leite e derivados): seguir as quantidades prescritas pelo nutricionista;
- sal, consumindo apenas o recomendado pelo nutricionista (geralmente permite-se 3g/dia de sal associado ao controle de alimentos ricos em sódio);
- chá-preto, chá-mate e refrigerantes à base de cola;
- embutidos, enlatados e industrializados;
- na presença de dislipidemia: creme de leite, manteiga, bacon, carnes gordas, frituras, margarina 80% lipídios;
- na presença de anemia: consumir fontes de ferro com fontes de cálcio.

Lactação

Período anabólico da mulher após o nascimento do bebê, quando ocorre produção de leite. O leite materno apresenta funções imunológicas e nutricionais para o bebê. É de melhor digestibilidade do que outras formas de leite e apresenta mais ácidos graxos poli-insaturados que favorecem o desenvolvimento cognitivo e visual, além de conter menos sódio e 1,5 vez mais lactose, o que favorece a absorção de proteína. A dieta da nutriz deve prover calorias adequadas para garantir a produção de leite e favorecer a normalização do peso corporal. Os líquidos, com exceção de bebidas alcoólicas e estimulantes, devem ser consumidos em grande quantidade, principalmente nas estações mais quentes. Atentar para a adequação dos micronutrientes, como vitamina A, C, cálcio e ferro.

Preferir

- calorias: VET + 500kcal/dia se ganho ponderal gestacional foi adequado; VET + 700kcal/dia se ganho ponderal foi indesejável;

- proteínas: 0,91g/kg + 16g/dia no 1° semestre; 0,91g/kg + 12g/dia no 2° semestre; 0,91g/kg + 11g/dia após 1 ano;

- suplementação medicamentosa somente na impossibilidade de adequação dietética;

- alimentos ricos em *vitamina A* (fígado, azeite de dendê, leite em pó integral, manteiga sem sal, queijo prato, couve, agrião, abóbora, cenoura, manga); *vitamina* C (acerola, goiaba, morango, manga, laranja, mamão, pimentão, bertalha, espinafre, couve); *cálcio* (leite, requeijão, queijo minas, queijo prato, sardinha, salmão) e *ferro* (fígado de boi, carne bovina, de aves, ovos, banana-prata, bertalha, espinafre, brócolis, couve, leguminosas, melado de cana);

- dieta hiper-hídrica: sucos, água, frutas com alto teor de líquidos (melancia, melão, abacaxi, laranja, kiwi);

- estocar o leite humano por 24h a 15° C, ou por 4h a 25° C , ou congelar por 6 meses (evita crescimento bacteriano e lipólise).

Evitar

- dietas com menos que 1.500kcal, pois estão relacionadas com redução da produção de leite;
- edulcorantes artificiais na substituição do açúcar;
- dietas e medicamentos visando perda rápida de peso;
- alimentos como leite de vaca, vinho, repolho, alho, brócolis, couve-flor e chocolate em caso de gases ou cólicas no recém-nascido;
- bebidas com *cafeína* (café, chá-preto, mate, refrigerantes à base de cola), por influenciar o teor de ferro do leite humano e a reserva hepática do lactente;
- tabus e práticas alimentares adotadas para aumentar a produção de leite (o único galactogogo é o esvaziamento completo dos seios);
- bebidas alcoólicas (cerveja preta), pois podem interferir no reflexo de ejeção láctea;
- fumo (reduz produção de leite);
- suplementos de ervas.

Litíase renal

Caracteriza-se pela formação de cálculos renais quando a concentração de componentes na urina atinge um nível no qual a cristalização é possível. São geralmente depósitos de sais de cálcio, ácido úrico, cistina ou estruvita (sal triplo de amônia, magnésio e fosfato). As causas mais frequentes são desidratação, defeitos metabólicos, câncer, imobilização, osteoporose e acidose tubular renal. O consumo adequado de cálcio reduz o risco e o elevado de suplemento de cálcio aumenta. A orientação nutricional deve buscar o componente predominante da dieta que esteja associado à presença dos cálculos. Entretanto, como não há apenas uma causa, outros fatores da dieta devem também sofrer intervenção, como o aumento no consumo de fluidos, fibras, frutas e hortaliças e controlar a ingestão de sódio, lipídios, açúcares simples, proteínas, bebidas alcoólicas e purinas.

Preferir

- 250ml de água a cada 4 horas (fora do período de sono) totalizando 2.000 a 2.500ml/dia;
- consumir alimentos ricos em fibras: pão, arroz integral, folhosos (alface, espinafre, couve), legumes crus (cenoura, beterraba e repolho ralados) e cozidos (abóbora, quiabo, chuchu, abobrinha) e frutas (mamão, manga, melancia, laranja, tangerina);
- leite desnatado, queijos brancos, ricota (duas porções/dia);
- independente do tipo de cálculo, aumentar o consumo de limonada (fonte de citrato – inibidor da litogênese) bem como os ricos em magnésio (folhosos verde-escuros, figo, peixes, oleaginosas);
- na litíase de ácido úrico: alimentos com baixo teor de purinas (cereais integrais, cenoura, abobrinha, abóbora, inhame, alface, queijo, milho e outros citados na recomendação para gota).

Evitar

- sal: menos que 4g/dia;

- gorduras (<25%/dia): leite integral, bacon, linguiça, carne bovina gorda, pele de frango, frituras, salgadinhos, caldos de carne e galinha, manteiga, margarina com 80% lipídios;

- excesso de proteínas e purinas (sardinha, bacon, levedo de cerveja, cubos de carne, fígado, molhos de carne);

- carboidratos simples (açúcar, doces concentrados, tortas, balas);

- na litíase de cálcio: excesso no consumo de alimentos ricos em cálcio: leite, queijo, iogurte, sorvete, creme de leite = 1.000mg/dia);

- na litíase de oxalato de cálcio: 1) alimentos ricos em ácido oxálico: espinafre, beterraba, nozes, chocolate, farelo de trigo, chá-preto, refrigerantes à base de cola e morangos; 2) suplementos de vitamina C;

- na litíase de ácido úrico: excesso de proteína, alimentos ricos em purinas e bebidas alcoólicas.

Lúpus Eritematoso Sistêmico (LES)

É distúrbio autoimune, inflamatório, crônico, do tecido conjuntivo, que afeta principalmente mulheres, envolvendo a pele, articulações, rins e membranas serosas. A própria doença, assim como as medicações (esteroides) comumente utilizadas para tratar LES, afetam o metabolismo dos nutrientes, necessidades e excreção. A função renal geralmente fica comprometida, ocasionando excreção excessiva de proteína e, geralmente, insuficiência renal. A dieta deve ser rica em potássio, cálcio e proteínas, e restrita em sódio, açúcares simples, para compensar as perdas de nitrogênio durante as fases inflamatórias agudas, bem como os efeitos colaterais da terapia com esteroides.

Preferir

- alimentos ricos em potássio: espinafre, banana, abacate, feijões;
- alimentos ricos em vit. C: laranja, tangerina, kiwi, acerola, tomate;
- fracionar a dieta em seis refeições/dia;
- queijos magros: minas frescal, ricota, *cottage*;
- leite desnatado;
- óleos vegetais: azeite de oliva, soja, canola;
- peixes gordos: sardinha, salmão, truta, atum;
- pão integral, biscoitos sem sal, bolacha d'água, aipim, inhame, batata-doce;
- limão, salsa, cebolinha, coentro, alho, cebola, orégano, manjericão e alecrim para temperar os alimentos.

Evitar

- frituras;
- carne bovina gorda, bacon e pele de frango;
- pães e biscoitos salgados;
- açúcar e sal da dieta segundo orientação do nutricionista;

- embutidos: calabresa, salame, mortadela, salsicha;
- enlatados: azeitonas, picles, milho e ervilha em conserva;
- temperos prontos, sopas desidratadas, cubos concentrados, charque, *catchup*, maionese, manteiga com sal;
- bebidas alcoólicas;
- doces, bolos, tortas e sorvetes.

Mal de Alzheimer

É a forma mais comum de demência. É caracterizada por deterioração progressiva das células nervosas, com crescente perda da memória, personalidade, função intelectual e distúrbios da fala. A orientação nutricional deve prever quantidades adequadas de antioxidantes; prevenir a redução ou ganho de peso excessivo, provocados por alterações nas atividades diárias, hábitos alimentares, depressão e perda da memória; evitar constipação; estimular o consumo de alimentos de forma independente durante as refeições; prevenir ou tratar a desidratação; monitorar a disfagia e bronco-aspiração; evitar a elevação da homocisteína que pode levar à oclusão das artérias cerebrais e oferecer lanches frequentes através de estratégias criativas de alimentação.

Preferir

- 35kcal/kg/dia pelo excesso de atividades;
- alimentos fonte de *selênio* (antioxidante): leite, pão integral, aveia, castanha-de-caju, lagosta, camarão;

- alimentos fonte de *vitamina E* (antioxidante): gema de ovo, óleo de gérmen de trigo, óleo de soja, algodão ou girassol;
- alimentos fonte de *B6*: gérmen de trigo, abacate, banana, figo; *B12*: salmão, carnes magras; *ácido fólico*: espinafre, abóbora, aveia (evitam elevação da homocisteína – radical livre);
- lanches frequentes e pouco volumosos;
- alimentos que possam ser consumidos com as mãos facilitando o consumo como: sanduíches cortados em quatro, frango à passarinho, vegetais com corte à Juliana, bolos em quadradinho ao invés de tortas com recheios;
- devido à melhor aceitação aos doces, ofertar sobremesas ricas em nutrientes como: saladas de frutas, doces de frutas em pedaços, iogurte com frutas, geleia de mocotó;
- pela deficiência de colina (os neurônios que contêm acetilcolina são os mais afetados), ofertar: farinha de soja ou soja em grão e ovos;
- boa ingestão hídrica para adequada comunicação entre sinapses e controlar obstipação.

Evitar

- excesso de alimentos ricos em *zinco* e *ferro* (envolvidos com elevação de radicais livres e encontrados em grande quantidade no cérebro de indivíduos com este mal);
- alimentos ricos em *tiramina* (inibidor da monoamino-oxidase) em uso de antidepressivos: queijos curados, cerveja, vinho (vide cefaleia);

- cápsulas de lecitina (não elevam os níveis de acetil-colina);
- alimentos fonte de *gordura saturada* (eleva níveis de B-amiloide no cérebro agravando a doença): óleo de coco, embutidos, leite integral, manteiga, bacon, queijos amarelos;
- pratos que se quebram com facilidade: vidro, cerâmica ou porcelana.

Mal de Parkinson

É uma desordem neuromuscular progressiva e incapacitante devido à redução da transmissão de dopamina aos gânglios basais. Embora a história natural desta doença possa ser benigna em alguns dos casos, aproximadamente 66% dos pacientes se tornam incapacitados em 5 anos e 80% após 10 anos. Apresenta como critério clínico a "tríade clássica": tremor, rigidez e bradicinesia. Pode ainda apresentar manifestações como dificuldade para mastigar, deglutir e falar. É mais frequente em homens com mais de 60 anos e a redução ponderal não intencional é frequente. A orientação nutricional deve valorizar a habilidade do paciente no ato de se alimentar. A dieta deve apresentar consistência pastosa em caso de redução dos reflexos da deglutição. As calorias devem prevenir redução ponderal bem como o excesso de peso. Os líquidos devem ser abundantes e a monitorização de alterações do trato gastrointestinal como aumento do trânsito, pirose e obstipação, deve ser frequente.

Preferir

- em uso de levodopa: 0,5g/kg/dia de proteína (pois reduz o efeito da droga); se redução ponderal importante: 1 – 1,5g/kg/dia distribuindo-a ao longo do dia em baixos teores no desjejum e almoço e maiores quantidades no jantar;
- leguminosas (reduzem as flutuações da levodopa em resposta à proteína): feijão preto, soja, lentilha, feijão mulatinho;
- fontes de *vitamina B6*: leite desnatado, feijões, batata-doce, inhame, abacate, atum e salmão;
- consumir de 8 a 10 copos de 200ml de líquidos/ dia;
- alimentos fonte de fibras insolúveis: cereais integrais, abóbora, folhosos, cenoura crua, quiabo, mamão, ameixa;
- reduzir o volume das refeições e aumentar o fracionamento em cinco a seis refeições ao dia;
- consumir alimento rico em proteína antes de dormir: leite, mingau, queijo ou iogurte (já que há restrição durante o dia);
- ingerir o medicamento junto com as refeições;
- em caso de disfagia, vide recomendações neste capítulo.

Evitar

- excesso de proteínas durante o dia para evitar influência na absorção da droga;

- alimentos flatulentos: repolho, pepino, batata-doce, cebola, feijão;
- consumo excessivo de gordura: frituras, carne bovina gorda, pele de aves, bacon e molhos cremosos.

Neoplasias

Conjunto de mais de 100 doenças que têm em comum o crescimento desordenado (maligno) de células que invadem os tecidos e órgãos, podendo espalhar-se (metástases) para outras regiões do corpo. Os carcinógenos naturais incluem radiação ultravioleta, poluentes ambientais, vírus, nitrosaminas e aflatoxinas. Um terço dos tipos de câncer estão associados ao padrão alimentar e ao excesso de peso corporal. As frutas e vegetais reduzem o risco de câncer por veicularem diferentes tipos de antioxidantes. No que se refere à orientação nutricional a partir do diagnóstico, não há uma entidade dietética específica para neoplasias. A dietoterapia constitui-se de uma série de adequações às situações específicas.

Preferir

- concentrar a alimentação no período da manhã, quando há melhor disposição;
- dieta hipercalórica e hiperproteica (vide desnutrição se for o caso);
- alimentos de acordo com a preferência (geralmente frios);
- em caso de anorexia: variar a cor dos alimentos, carnes de fácil digestão (frango, peixes e ovos), die-

ta hiper-hídrica (para reduzir o sabor metálico), usar condimentos;

- em caso de náuseas e vômitos: iogurte, torrada, biscoito, sorvete de frutas, bolo de claras, mingau de aveia, raspadinha de gelo, pêssegos em calda, frango sem pele, tomar a medicação 1/2 hora antes das refeições;

- em caso de alterações na boca ou garganta: alimentos de consistência semilíquida (iogurte, gelatina, líquidos espessos);

- em caso de diarreia: alimentos fonte de fibras solúveis (vide diarreia), potássio (banana, batata, lima, feijão), dieta hiper-hídrica;

- em caso de obstipação: 1 a 2 colheres de sopa de farelo de trigo, folhosos, mamão, quiabo, 8 a 10 copos de água por dia preferencialmente frios (vide obstipação);

- na ausência de hiperglicemia ou hipertrigliceridemia: mel, melado, geleia de frutas, geleia de mocotó, frutas secas;

- alimentos ricos em fitoestrógenos: oleaginosas, proteína de soja;

- crucíferas: brócolis, couve-flor, repolho, nabo, rabanete.

Evitar

- alimentos muito quentes, ácidos (limão, maracujá, tomate, picles, vinagre) ou muito condimentados (c/curry, pimenta, cominho);

- frituras ou preparações gordurosas;
- em caso de anorexia: pratos gordurosos (frituras, feijoada, massas com muito creme e queijo);
- em caso de náuseas e vômitos: preparações muito salgadas ou doces concentrados, consistência líquida – se o fizer, preferir os líquidos frios;
- em caso de alterações na boca ou garganta: álcool, alimentos picantes, duros, quentes, salgados e ácidos;
- em caso de diarreia: doces concentrados, refrigerantes, cerveja, pimenta, curry, excesso de fibras insolúveis, leite.

Obesidade

Distúrbio do estado nutricional traduzido por um aumento de tecido adiposo, reflexo do excesso de gordura, resultante do balanço positivo de energia na relação ingestão/gasto calórico, associado a defeitos de regulação do peso corporal. A nutrição tem como objetivos evitar ou corrigir fatores de risco cardiovascular como dislipidemias, hipertensão arterial, hiperuricemia e hiperglicemia; enfatizar a importância da adoção de hábitos alimentares saudáveis, ao invés de controlar calorias ou os percentuais corporais de gordura, evitando desta forma os transtornos alimentares; prevenir ou melhorar os sintomas da Síndrome Metabólica, através de medidas dietéticas, como: redução da ingestão calórica para promover redução ponderal entre 0,5 a 1kg por semana; consumo adequado de micronutrientes; aumento do consumo de proteínas de alto valor biológico para manter o balanço nitrogenado, promover saciedade e termogênese induzida pelo alimento; consumo de gordura não inferior a 20% das calorias totais para que a saciedade e a ingestão de ácidos graxos essenciais não seja prejudicada; manutenção do consumo de fibras entre 25 e 30g/dia e líquidos para garantir a saciedade e o funcionamento do intestino.

Preferir

- dieta hipocalórica (utilizar o método Venta – cap. 4), normo a hipolipídica, normo a hiperproteica e normoglicídica;
- pães, biscoitos e cereais integrais;
- folhosos: alface, couve, espinafre, bertalha, agrião;
- frutas com maior teor de água: melancia, melão, abacaxi, kiwi, laranja, tangerina, lima;
- leite/iogurte/coalhada desnatados e queijos magros (ricota, minas frescal e *cottage*, requeijão *light*, *cream cheese*), margarina *light* 40% lipídios;
- frango sem pele, peru, chester, peixes magros (badejo, namorado, congro rosa, merluza, linguado);
- ovos cozidos, pochê ou mexidos no leite desnatado;
- arroz integral + feijão diariamente nas quantidades prescritas pelo nutricionista;
- massas com molho de tomate ao invés de queijos cremosos e molhos brancos;
- 8 a 10 copos de 200ml de água/dia entre as refeições (30min antes e 1 hora após);

- iniciar as refeições com saladas cruas ou frutas;
- mastigar devagar (15x por porção);
- fracionar em cinco a seis vezes as refeições reduzindo seu volume;
- quando comer doces, optar pela mistura fruta + açúcar (doces de frutas desprezando a calda, granola com iogurte e fruta, barra de cereais);
- controlar o óleo do refogado das preparações cozidas, assadas ou grelhadas;
- pão de ló ou bolo de claras ao invés de bolos com gordura.

Evitar

- jejuns prolongados, pular as refeições;
- substituir as refeições principais por lanches rápidos;
- cozinhar com fome, comer assistindo tevê;
- cereais industrializados refinados (arroz, pão, biscoito preparados com farinha de trigo branca);
- biscoitos recheados, massas com molhos cremosos, bombons, pizzas, salgadinhos, refrigerantes, açúcar, mel, rapadura, melado, frituras, empadões, tortas salgadas, embutidos e enlatados, carnes com gordura aparente, peles de aves;
- leite/iogurte/coalhada integrais, queijos amarelos, creme de leite, manteiga, margarina 80% lipídios;
- bolos com muita gordura ou cremes;
- bebidas alcoólicas;
- dietas milagrosas.

Obstipação intestinal

Condição na qual a frequência ou quantidade de defecação apresenta-se reduzida. Pode estar associada à não resposta ao reflexo de evacuação, sedentarismo, efeitos colaterais de medicamentos, tensão nervosa e ansiedade, hipotireoidismo, diabetes, dieta pobre em fibras e/ou líquidos, além da gravidez. A nutrição tem como objetivos favorecer ao estímulo da peristalse, aumento da massa fecal, além da retenção de água pelas fezes, favorecendo a evacuação. A dieta deve ser rica em água e fibras ($\geq$ 30g/dia) a partir inicialmente de cinco porções de frutas e vegetais e seis ou mais porções de cereais integrais por dia. Posteriormente, se o consumo de fibras via alimentos for insuficiente, adicionar fibras insolúveis de cereais à dieta.

Preferir

- 8 a 10 copos de 200ml de água/dia preferencialmente fria;

- banana-d'água, folhosos, aveia em flocos grossos, vagem, figo, amêndoa, feijão, ervilha, quiabo, azeitona verde, melancia, abacaxi, cenoura crua, abóbora, jiló, repolho cru, passas, kiwi, pêssego, nozes;

- iogurte, coalhada ou leite fermentado;

- 200ml de água gelada ou fria em jejum pela manhã;

- alimentos integrais: pães, arroz, biscoitos, macarrão;

- consumir as frutas com bagaço e cascas;

- consumir 1/2 colher de sopa de farelo de trigo por dia, aumentando gradualmente até atingir 2 colheres de sopa por dia em 2 semanas;

- mastigar bem os alimentos;

- coquetel laxante I: 1/2 mamão papaia, 4 ameixas secas deixadas de remolho em 2 dedos d'água, 1 laranja com bagaço, 1 col. sopa de farelo de trigo, 50ml iogurte desnatado ou creme de leite. Bater tudo no liquidificador e consumir diariamente pela manhã ou

- coquetel laxante II: 200ml suco laranja, 1/2 fatia de mamão, 1 rodela de abacaxi e 1 fatia de melancia com caroço.

Evitar

- alimentos refinados: farinhas, massas, arroz, biscoitos;

- alimentos constipantes: banana-prata, maçã, goiaba, limão, chá-preto, cenoura cozida, batata etc. (vide recomendações para diarreia);

- uso de laxativos sem orientação.

Osteomalácia

Condição de mineralização prejudicada por deficiência de vitamina D e cálcio. Ocorre em adultos com ossos formados, cujos fechamentos epifisários tornaram aquela região do osso não afetada pela deficiência de vitamina D. A osteomalácia pode coexistir com a osteoporose na terceira idade, principalmente em mulheres. Suas principais características clínicas são dores ósseas e fraqueza muscular. Radiologicamente a densidade óssea é reduzida como na osteoporose, mas, diferentemente dela, os ossos periféricos apresentam menor mineralização do que as vértebras. A nutrição tem como objetivo corrigir o consumo destes micronutrientes, garantindo a biodisponibilidade, e prevenir ou reverter, se possível, a perda da densidade da massa óssea resultante da perda de cálcio.

Preferir

- alimentos ricos em vitamina D: peixes gordos, óleo de fígado de bacalhau, fígado de galinha, manteiga;

- alimentos ricos em cálcio: ovos (1 por dia), brócolis, couve, couve-flor, soja, amêndoas, sardinha, leite/iogurte/coalhada desnatados, queijos minas, prato, parmesão;

- alimentos ricos em fósforo: aveia, queijo, ovos, leite, couve;

- frutas cítricas (laranja, kiwi, acerola, limão) junto a alimentos ricos em cálcio;

- banho de sol até 10h da manhã ou após 16h.

Evitar

- refrigerantes à base de cola, chá-preto, chá-mate, guaraná natural;
- alimentos com alto teor de gordura: frituras, linguiça, carne bovina gorda, pele de frango, feijoada;
- consumir na mesma refeição alimentos fonte de cálcio e ferro.

Osteoporose

Redução progressiva da densidade da massa óssea (matriz e mineral), de tal forma que os ossos afetados se tornam porosos, frágeis e predispostos a fraturas. O diagnóstico é baseado no exame de densitometria óssea. A orientação nutricional deve considerar fatores precipitantes como uso excessivo e prolongado de anticonvulsivantes e corticoides; deficiência de lactase; baixo consumo de fontes de cálcio ou má absorção de cálcio e sedentarismo. A dieta deve garantir quantidade e biodisponibilidade de nutrientes associados à composição óssea como cálcio, vitamina D e frutas cítricas, bem como fitoestrógenos que atuam de forma semelhante ao estrogênio humano, mantendo a composição óssea. De igual importância, os alimentos que contêm substâncias que atrapalham a adequada absorção ou aumentam a excreção de cálcio no organismo devem ser controlados.

Preferir

- alimentos ricos em vitamina D: peixes gordos, óleo de fígado de bacalhau, fígado de galinha, manteiga;
- alimentos ricos em cálcio: ovos (1 por dia), brócolis, couve, couve-flor, soja, amêndoas, sardinha, leite/iogurte/coalhada desnatados, queijos;
- frutas cítricas (laranja, kiwi, acerola, limão) junto a alimentos ricos em cálcio;
- banho de sol até 10h da manhã ou após 16h;
- alimentos ricos em fitoestrógenos: proteína de soja, amêndoas, castanha-de-caju, castanha-do-pará, no-

zes, repolho, brócolis, couve-flor, rabanete, leguminosas.

Evitar

- excesso de proteína;
- excesso de sal/sódio;
- excesso de gordura;
- alimentos ricos em fósforo: aveia, levedo de cerveja, produtos industrializados com aditivos à base de fosfato;
- bebidas alcoólicas;
- alimentos ricos em cafeína: café, chá-mate, chá-preto, refrigerantes à base de cola, guaraná natural;
- alimentos ricos em ácido oxálico: chocolate, espinafre, morango, beterraba, farelo de trigo.

Pancreatite crônica

Inflamação do pâncreas, com consequente formação de tecido fibrótico e necrose, causada por autodigestão de tecido pancreático por suas enzimas. É uma doença caracterizada por ataques recorrentes de dor e distensão abdominal, náuseas e vômitos que podem ser precipitados pelo consumo de alimentos. A causa mais comum é o consumo prolongado e excessivo de bebidas alcoólicas.

O paciente com pancreatite crônica em atendimento ambulatorial merece maiores cuidados quanto à esteatorreia, hiperglicemia, desnutrição proteico-calórica, má digestão e a diarreia secundária.

Preferir

- dieta normo a hipercalórica: 25 a 30kcal/kg, normo a hiperproteica: 1,0 a 1,5g/kg peso usual/dia, normo a hiperglicídica: até 7g/kg de peso usual/dia, normo a hipolipídica: até 2g/kg de peso usual/dia associando TCM + TCL;

- refeições fracionadas e pequeno volume (cinco a seis por dia);

- preparações mais secas para evitar náuseas e vômitos;

- chupar gelo;

- mastigar bem os alimentos;

- óleos com TCM: óleo de coco e milho ou TCM®;

- mínimo de 2-3% de ácidos graxos essenciais do VET = aproximadamente 4 a 7g de ácido linoleico;

- alimentos bem cozidos, em consistência branda a líquida para reduzir o trabalho digestivo;

- carboidratos complexos e integrais: inhame, aipim, batata-baroa, arroz/pão/biscoito/macarrão integrais;

- alimentos ricos em vit. B12: fígado, leite, ovos, peixe, carne bovina e queijo;

- preparações cozidas, grelhadas e assadas;

- leite desnatado e queijos magros (ricota, *cottage* e minas frescal);

- hortaliças e frutas não flatulentas, conforme aceitação;

- chás claros (erva-doce, camomila, erva-cidreira, maçã);

- suplementação de vitaminas lipossolúveis: A, D, E e K;

- líquidos somente antes e depois das refeições;

- comprimidos/drágeas com enzimas pancreáticas para pacientes com redução maior ou igual a 90% da secreção de lipase e tripsina.

Evitar

- refeições volumosas, pois estimulam o pâncreas;

- bebidas alcoólicas, bebidas ricas em cafeína: café, chá-preto, chá-mate, refrigerantes à base de cola, guaraná natural;

- preparações gordurosas: estrogonofe, feijoada, moqueca, massas com molhos cremosos e queijos, frituras;

- leite integral e queijos amarelos;

- excesso de açúcar: balas, bolo, doces, chocolates, refrigerantes, mel, melado, rapadura, açúcar mascavo para evitar hiperglicemia;

- alimentos flatulentos: feijões, repolhos, couve-flor, brócolis, pimentão, melancia, oleaginosas, melão.

Sida (Aids)

A Síndrome da Imunodeficiência Adquirida ou Aids (do inglês Acquired Immunodeficiency Syndrome) é uma doença do sistema imunitário causada pelo retrovírus HIV (do inglês Human Immunodeficiency Virus). A dieta deve se adequar às complicações gastrointestinais e a redução ponderal. Entretanto, com o controle da doença através da Terapia Antirretroviral Altamente Ativa (Haart), outras complicações surgem, como as interações medicamentosas, levando à deficiência de micronutrientes, e à lipodistrofia, caracterizada pela alteração da distribuição de gordura corporal, que leva ao aumento da quantidade de tecido adiposo na região intra-abdominal e redução do mesmo em membros superiores e inferiores. Esta alteração é geralmente acompanhada de alteração do metabolismo dos lipídios e glicídios, colocando o paciente em situação de risco cardiovascular. Neste caso, a orientação nutricional deve ser semelhante às orientações sugeridas nos assuntos Dislipidemia Mista ou Hipertrigliceridemia Isolada ou Hipercolesterolemia Isolada ou Diabetes Mellitus neste capítulo.

Preferir

- para pacientes sem complicações: dieta hipercalórica e hiperproteica (vide desnutrição);
- carnes bem cozidas, leguminosas, hortaliças e frutas higienizadas em 1 colher de chá de hipoclorito de sódio ou água sanitária para 1 litro de água e posteriormente cozidas;
- manteiga, margarina, creme de leite, óleo, açúcar, doces, geleias;
- torradas e biscoitos com manteiga, mel, geleias ou queijos cremosos;

- acrescentar 2 colheres de sopa de leite em pó desnatado ao leite líquido; escolher sobremesas com ovo;
- em caso de *fadiga*: consumir pequenas porções de alimento com maior frequência; escolher alimentos de fácil preparo;
- em caso de *náuseas/vômitos*: refeições com pouca gordura, salgadas; comidas secas (torradas, bolachas d'água pela manhã); sucos gelados com canudo;
- em caso de *diarreia*: TCM® ou óleo de coco (se esteatorreia), alimentos ricos em potássio (banana, batata, carnes brancas) ou suplementação medicamentosa; ingerir quantidade abundante de líquidos entre as refeições; mastigar com a boca fechada para evitar excesso de gases (vide diarreia);
- em caso de *herpes*: alimentos frios, pastosos, sorvetes, banana e pera, consumir alimentos com canudo em xícara, enxaguar a boca várias vezes por dia (vide disfagia);
- em caso de *gosto metálico* na boca: frango, peixe, peru, ovos, temperar as hortaliças com cebola e alho, suco de laranja, limonada, picles, vinagre, caldos, molhos, condimentos, alimentos frios ou temperatura ambiente, dieta hiper-hídrica;
- em caso de *lipodistrofia*: cereais integrais (aveia, pão integral, arroz integral), peixes ricos em ômega-3 (cavala, salmão, atum, truta, sardinha), carne bovina magra (coxão duro ou patinho), frango sem pele, folhosos verde-escuros (espinafre, couve, bertalha, salsa, escarola, agrião), leguminosas (feijão preto, branco, mulatinho, grão-de-bico, soja, lentilha, ervilha e fradinho) e leite e derivados desnatados, azeite de oliva e óleo de canola.

Evitar

- comer com as mãos;

- em caso de *náuseas/vômitos*: cozinhar preparações com odores fortes; doces concentrados; líquidos nas refeições; alimentos preferidos quando a náusea estiver presente; deitar até pelo menos 2 horas depois de comer;

- em caso de *diarreia*: fibra (usar frutas e hortaliças cozidas); líquidos durante as refeições; gorduras, leite, bebidas gasosas, doces concentrados, brócolis, couve-flor;

- em caso de *herpes*: evitar alimentos ácidos (frutas cítricas e tomate), muito salgados, quentes e picantes, consumir alimentos com colheres; cigarros e bebidas alcoólicas;

- em caso de *gosto metálico* na boca: carne bovina, preparações sem tempero;

- em caso de *lipodistrofia*: refeições concentradas em carboidratos e lipídios, arroz polido, pão branco e biscoitos industrializados, excesso de doces (balas, geleia, gelatina, doces em pasta, bolos recheados, biscoitos recheados, tortas, chocolates), bebidas alcoólicas (cerveja, vinho, uísque, licor, champanhe), refrigerantes, frituras, massas com molhos cremosos, empadas, tortas salgadas, carnes gordas (carré, contrafilé), aves com pele, manteiga, margarina 80% de lipídios, óleo e leite de coco, leite e derivados integrais.

Síndrome de Cushing

Doença causada por uma produção excessiva ou uso prolongado de cortisol ou outro hormônio esteroide similar. Tem como manifestações obesidade, hiperglicemia, glicosúria, hipocalemia, hipertensão, face de lua, desequilíbrio emocional e osteoporose. A nutrição tem como objetivos a redução ponderal quando necessária, mantendo a massa magra pela tendência às perdas proteicas; garantir consumo adequado de cálcio e potássio; controlar ingestão de sódio para evitar a elevação da pressão arterial e de carboidratos simples para atenuar a resistência periférica à insulina.

Preferir

- calorias para atingir peso teórico;
- dieta hiperproteica (para evitar balanço nitrogenado negativo): feijão, lentilha, ervilha, peito de frango, peixe, músculo, alcatra, coxão duro/mole, oleaginosas, ovos, leite desnatado;
- hortaliças C, arroz integral, biscoito integral, pão integral (para controlar a hiperglicemia);
- margarina com até 40% de lipídios;
- alimentos ricos em *cálcio*: leite de soja, tofu, couve-flor, brócolis, leite desnatado, ricota, *cottage* (para evitar osteoporose);
- alimentos ricos em *potássio*: feijão, uva-passa, ameixa seca, taioba, batata-baroa, melão, banana, melancia, maracujá (para repor a excreção feita por excesso de hormônio).

Evitar

- excesso de sal (cloreto de sódio) e alimentos ricos em *sódio*: caldos de carne em cubo, carne-seca, azeitona, bacon, leite em pó, enlatados, embutidos (para controle da pressão arterial);
- bolos, balas, doces, tortas, refrigerantes;
- frituras;
- leite integral, queijos amarelos, manteiga, margarina com 80% de lipídio.

Síndrome metabólica

Associação de anormalidades específicas que apresentam a resistência periférica à insulina (RPI) como o defeito fisiopatológico de base. Apesar de diferentes critérios diagnósticos, o recomendado pela I Diretriz Brasileira sobre Síndrome Metabólica é a do *National Cholesterol Program's Adult Treatment Panel III (NCEP-ATP III)*, com a identificação desta alteração na presença de ao menos 3 dos seguintes critérios:

- Circunferência da cintura > 102cm em homens e > 88cm em mulheres;
- Triglicerídeos séricos ≥ 150mg/dL;
- HDL-colesterol < 40mg/dL em homens e < 50mg/dL em mulheres;
- Pressão arterial ≥ 130/85mmHg;
- Glicose sérica ≥ 110mg/dL.

A orientação nutricional visa principalmente à melhora da sensibilidade à insulina e prevenção ou correção das anormalidades metabólicas e cardiovasculares. A redução de 5 a 10% do peso inicial promove o controle de todos os fatores de risco enumerados.

Preferir

- dieta hipocalórica não inferior a 1200kcal para evitar deficiência de micronutrientes (o método Venta descrito no cap. 4 pode ser aplicado);
- dieta normo a hiperproteica através de peito de frango sem pele, carne bovina magra (coxão duro e patinho), peixes, leguminosas (feijão, lentilha, ervilha, grão-de-bico, soja) e leite e derivados desnatados (*cottage*, ricota, minas frescal);
- dieta normoglicídica com *fibras solúveis*: inhame, cará, mandioca, arroz integral, arroz parboilizado, biscoitos integrais, aveia em flocos, milho, farinhas integrais;
- 2 colheres de sopa de farelo de aveia por dia distribuído em todas as refeições;
- dieta normolipídica, com preferência aos *monoinsaturados* que aumentam HDL e reduzem resposta inflamatória: azeite de oliva, óleo de canola, abacate, oleaginosas (castanha-de-caju, castanha-do-pará, amêndoas); e *poli-insaturados W-3* que reduzem triglicerídeos, pressão arterial e aumentam a sensibilidade à insulina (semente de linhaça, cavala, salmão, atum, truta e sardinha);
- margarinas com até 40% de lipídios e sem sal;
- temperos naturais para substituir o cloreto de sódio: limão, alho, pimenta, gengibre (em hortaliças, peixes e massas), curry, hortelã, salsa, cebolinha,

alecrim (no frango ou peixe), orégano, manjericão, manjerona (em massas, queijos e molhos tomate), sálvia, tomilho, louro, e cominho (carne bovina);

- alimentos ricos em antioxidantes: *Vit. A*: cenoura, abóbora, couve, espinafre, rúcula; *Vit. C*: goiaba, acerola, kiwi, laranja, mamão; *Vit. E*: semente de girassol, abacate, oleaginosas (para atenuar o *stress* oxidativo);
- alimentos ricos em *cálcio*: leite desnatado, *cottage*, amêndoa, brócolis (sua deficiência eleva a pressão arterial e promove a lipogênese);
- alimentos ricos em *potássio*: banana, abacate, espinafre, laranja, mamão (natriurético);
- alimentos ricos em *magnésio*: hortelã, couve, pão integral, broto de trigo (vasodilatador e melhora sensibilidade à insulina);
- alimentos ricos em *ácido fólico*: espinafre, aveia, feijão, abóbora (sua deficiência é comum em obesos e relaciona-se com a elevação da homocisteína);
- alimentos ricos em *zinco*: peixe, ervilha, agrião, pasta de gergelim, semente de abóbora; e cromo: brócolis, cogumelos, nozes e cereais integrais (melhoram a sensibilidade à insulina).

Evitar

- carnes gordas: costela, leitão, carré, coxa e asa de frango, picanha e cupim;
- frituras;
- leite de coco, manteiga, leite e derivados integrais: provolone, gorgonzola, roquefort, camembert, par-

mesão, gouda, suíço, brie e gruyère (contém ácido mirístico que aumenta a RPI);

- margarina 80% de lipídios, gordura vegetal hidrogenada, massa folhada, empadão, sorvetes cremosos, biscoitos amanteigados, pães recheados com cremes (veiculam gorduras trans que reduzem HDL e aumentam a RPI);

- arroz polido, pão de forma branco, biscoitos elaborados com gordura vegetal hidrogenada;

- açúcar de adição refinado, cristal ou orgânico; melado, mel, xarope de glicose;

- refrigerantes em geral, dando maior destaque aos à base de cola e guaraná (colaboram na hiperglicemia e hipertrigliceridemia pelo excesso de açúcar e elevam a pressão pelo conteúdo em cafeína);

- guaraná natural, chá-mate, chá-preto (estimulantes);

- excesso de alimentos dietéticos ricos em ciclamato e sacarina sódica (elevam a pressão arterial);

- bebidas alcoólicas (principalmente para indivíduos com hipertrigliceridemia);

- temperos industrializados em pó ou cubos (mesmo os que indicam 0% de gordura, pois são ricos em sódio);

- cloreto de sódio, com consumo máximo até 6g/dia com controle de embutidos (linguiça e salsicha), conservas, enlatados, defumados e salgados (carne-seca, toucinho), frios (salame, mortadela, presunto).

Tensão Pré-Menstrual (TPM)

Associação de alterações como edema, hipoglicemia, cefaleias, hipotireoidismo e elevação do hormônio prolactina. Entretanto, os sintomas podem ser mediados por influências dietéticas na atividade hormonal. A exclusão de bebidas alcoólicas, cafeína ou chocolate entre 7 a 14 dias antes da menstruação reduz os sintomas descritos. A dieta deverá fornecer quantidades adequadas de proteína, cálcio, magnésio e vitamina B6 para reduzir os sintomas de ganho ponderal, congestão nos seios e inchaço abdominal. Para reduzir o desconforto após as refeições, aumentar o fracionamento da dieta em 6 pequenas refeições.

Preferir

- para ansiedade, irritabilidade e insônia (provocada pela elevação do estrogênio e redução da progesterona) alimentos ricos em magnésio: abacaxi, camarão, vagens, castanhas, nozes, cenouras, folhosos verde-escuros e alimentos ricos em zinco: camarão, carne suína, gengibre, alho, nozes, centeio;
- para aumento do apetite, com voracidade por doce ou chocolate, dor de cabeça e fadiga (baixos níveis de magnésio): alimentos ricos em magnésio e carboidratos complexos e integrais;
- para congestão dos seios, edema de face e inchaço abdominal (pela elevação da aldosterona): alimentos ricos em vit. B6 (controla o excesso de aldosterona): banana, arroz integral, batata, salmão, lentilha e alimentos ricos em potássio: feijão, espinafre, banana, água de coco e tomate;
- chá de hortelã: diurético.

Evitar

- sal: embutidos, enlatados, salgadinhos, charque, industrializados;
- cafeína: café, chá-mate, chá-preto, refrigerantes à base de cola e guaraná;
- excesso de doces: biscoitos recheados e amanteigados, bolos, tortas, doce de leite (contém sódio) e chocolates;
- omitir refeições.

Transplante renal

Envolve a implantação cirúrgica do rim de um doador vivo ou de um cadáver. É geralmente indicada quando a Taxa de Filtração Glomerular reduz a valores abaixo de 10mL/minuto. A rejeição do tecido estranho é a principal complicação, por isso altas doses de glicocorticoides são oferecidas. As complicações associadas ao uso dos corticoides são diabetes, osteoporose e dislipidemia, além de complicações cardiovasculares, infecções e neoplasias. A principal alteração nutricional pós-transplante é a obesidade. Desta forma, a orientação nutricional deverá prevenir ou tratar o excesso de peso, garantir consumo de proteínas para compensar as perdas proteicas causadas pelos corticoides, monitorar anormalidades no metabolismo de cálcio, fósforo, sódio e potássio e adequar a dieta de acordo com a terapia medicamentosa instituída.

Preferir

- dieta hiperproteica nas primeiras quatro a seis semanas pós-transplante e em uso de altas doses de glicocorticoides (30mg/dia ou mais): 1,3 a 1,5g/kg/dia. Reduzir posteriormente para 1g/kg/dia quando a dose reduzir;

- 1.400 a 1.600mg de cálcio/dia;
- suplementos de vitaminas hidrossolúveis;
- alimentos ricos em ferro: quiabo, jiló, carne bovina, feijões, inhame, aveia;
- alimentos ricos em ferro junto a alimentos ricos em vitamina C (limão, laranja, caju, acerola, abacaxi, tangerina);
- alimentos ricos em vit. B12: leite, iogurte, ovos, peixe, carne bovina e queijo quando em uso de azatioprina;
- se ocorrer hipomagnesemia no uso da ciclosporina, alimentos ricos em magnésio: folhosos verde-escuros, gérmen de trigo, pão integral, soja e peixes gordos.

Evitar

- o ganho de peso;
- alimentos ricos em purinas: fígado, coração, rim, cubos concentrados de carne e galinha, pães doces, sardinha, cavala, peru e levedo de cerveja;
- alimentos ricos em gorduras saturadas e colesterol (manteiga, bacon, toucinho, carnes bovina e suína gordas, leite integral, vísceras);
- sódio (limitado de 3 a 4g/dia); em caso de hipertensão ou retenção hídrica: 1 a 3g/dia.

Vegetarianismo

Dieta baseada no consumo de frutas, vegetais, leguminosas, sementes e oleaginosas. Existem três grandes categorias de vegetarianismo: *Vegan*, com padrão alimentar bem restrito, ou puro vegetarianismo; *Lacto*, com permissão de consumo de leite e derivados; e *Ovo-lacto*, com permissão de consumo de leite, derivados e ovos. Apesar de muitos benefícios da dieta vegetariana como melhora ou prevenção da obesidade, diabetes, hipertensão, doença diverticular, câncer e colelitíase, algumas complicações são frequentes como anemia ferropriva, deficiência de vitamina B12, vitamina D, ômega-3 e cálcio, principalmente na categoria *Vegan*. A dieta deve contemplar uma grande variedade de alimentos diariamente, e o nutricionista deverá desestimular o consumo excessivo de doces, hábito muito frequente em vegetarianos. O consumo de fibras deve ser monitorado para não quelar minerais como cálcio, ferro e zinco. As crianças, gestantes e nutrizes devem ser acompanhadas de perto para garantir consumo adequado de energia, proteína, vitaminas e minerais.

Preferir

- média de consumo de alimentos para garantir ingestão dos nutrientes por dia: 6 a 12 porções de cereais, 2 a 3 porções de leguminosas, oleaginosas, sementes ou ovos, 2 a 3 porções de leite e derivados, tofu ou leite de soja, 4 ou mais porções de hortaliças, 3 ou mais porções de frutas, 2 a 3 porções de gorduras/óleos;
- combinar diferentes fontes de proteína para garantir síntese de tecidos ao longo do dia como: cereais +

leite, pão + leite, arroz + queijo, massa + queijo, arroz + feijão, pão + feijão, milho + feijão, semente de gergelim + feijão, hortaliças C + oleaginosas, hortaliças + queijos, semente de girassol + leite;

- cereais integrais: arroz, biscoito, macarrão e pão;
- fontes de *ferro* (feijão, grão-de-bico, lentilha, ervilha, espinafre, couve, cereais fortificados) associados a fontes de *vitamina* C (caju, kiwi, acerola, tomate, morango, alface), para melhorar a absorção de ferro;
- suplementar B12 para os *Vegans* (vegetarianos restritos);
- suplementar cálcio se não consumir leite de soja e cereais fortificados;
- suplementar zinco se não consumir pão integral, feijão, oleaginosas e tofu;
- suplementar vitamina D se não tomar sol até 10:00h.

Evitar

- excesso de fibras (>50g/dia de farelo de trigo, suplementos de fibras, farelo de aveia, cereais integrais), pois pode influenciar na absorção de cálcio, zinco e ferro;
- excesso de doces, balas, biscoitos recheados e tortas (pouco nutritivos);
- cereais refinados: pão branco, arroz branco, macarrão elaborado com farinha de trigo branca;
- ácido oxálico pelo consumo excessivo de espinafre, chá-preto, chocolate, beterraba, morango;
- suplementar além de 100% das RDIs.

Interações entre 8 fármacos e nutrientes

Neste capítulo encontram-se sugestões dietéticas associadas às interações entre os fármacos e os nutrientes.

Droga	Sugestões dietéticas
Hidróxido de alumínio (antiácido, quelante de fosfato)	tomar entre as refeições; em seguida tomar água; aumentar o consumo de alimentos ricos em fibra, vit. A, tiamina e fósforo.
Laxantes	tomar após as refeições; 6 a 8 copos de água/dia; repor eletrólitos.
Colestiramina (anti-hiperlipêmico)	beber líquidos antes da ingestão da droga; para dissimular o sabor desagradável da droga líquidos aromatizados, sopas leves, leite batido com frutas; 8 a 10 copos de água/dia; repor vitaminas A e D, vitamina K via oral ou parenteral; ácido fólico em caso de anemia.

Colchicina (anti-inflamatório para tratamento da gota)	tomar com água imediatamente antes ou depois das refeições para evitar irritação gástrica; mais que 2 litros de líquidos/dia; evitar leite pela redução da lactase; repor potássio, vit. A e B12.
Óleo mineral	tomar 2 horas antes das refeições; pode-se misturar com suco de laranja para reduzir o sabor desagradável; repor vit. A, D, E, K, cálcio e fósforo.
Sulfasalazina (anti-inflamatório)	tomar com água ou alimento para minimizar a irritação gástrica; mínimo de 1,5l líquidos/dia; repor ácido fólico.
Hidralazina	tomar com alimentos para aumentar biodisponibilidade; evitar sódio e álcool; repor vit. B6.
Metotrexato (antineoplásico e antipsórico)	evitar tomar com alimentos lácteos (reduz absorção da droga); mais de 2,0l líquidos/dia para aumentar a excreção de ácido úrico; evitar álcool; repor ácido fólico e B12.
Fenobarbital (anticonvulsivo e sedativo hipnótico)	tomar com água ou sucos; repor vit. D, B12, B6, ácido fólico, cálcio e magnésio; suprimir bebidas alcoólicas.
Aspirina (analgésico, antipirético e anti-inflamatório)	tomar com 250ml de água; se tiver irritação gástrica consumir com alimentos; evitar bebidas alcoólicas; repor vit. C e ferro; uso com cautela em pacientes com deficiência de vit. K.

Furosemida (diurético depletor de potássio)	tomar pela manhã para reduzir o efeito da diurese noturna; restringir sódio e bebidas alcoólicas; repor potássio, magnésio, cloro e líquidos; boca seca, náuseas, vômitos ou diarreia podem indicar desequilíbrio eletrolítico.
Espironolactona (diurético poupador de potássio)	tomar com alimentos ou após as refeições para reduzir a irritação gástrica; tomar pela manhã; restringir sódio e bebidas alcoólicas; precaução com substitutos de sal à base de potássio; repor ácido fólico.
Corticoides	tomar com alimentos pobres em sódio; dieta hiperproteica; repor potássio, cálcio, vit. D; evitar álcool.
Warfarina (antitrombótico)	evitar consumo de couve e salsa e limitar o consumo de espinafre, brócolis, couve-flor e repolho a 1/2 xícara por dia (controle da vit. K), não associar a excesso de alho, gengibre ou ginseng; evitar suplementação de vit. A e E superior a 400UI e vit. C igual ou maior que 5g/dia.

Formulário de atendimento nutricional

Para coleta de informações sobre o paciente durante o atendimento, sugerimos o seguinte modelo de formulário:

<u>PRONTUÁRIO NUTRICIONAL</u>

N. PRONTUÁRIO:..

DATA:........./......../......

NOME:_____IDADE:_____

PROFISSÃO:_____

I – ANAMNESE CLÍNICA:

PESO USUAL: _____

DISFAGIA ( ) ODINOFAGIA ( ) NÁUSEAS ( )
VÔMITOS ( ) PIROSE ( ) FLATULÊNCIA ( )

APETITE:_____

RITMO INTESTINAL:_____

DIAGNÓSTICO CLÍNICO:_____

II – HÁBITOS/ESTILO:

MEDICAMENTOS ( )_____

ÁLCOOL ( )_____

FUMO ( )_____

ATIVIDADE FÍSICA ( )_____

III – ANAMNESE ALIMENTAR:

PREFERÊNCIAS? _____

INTOLERÂNCIAS?_____

AVERSÕES? _____

ALERGIAS?_____

RECORDATÓRIO 24 HORAS (HORÁRIO E TIPOS DE ALIMENTOS):

desjejum	colação	almoço	lanche	jantar	ceia

IV – EXAME FÍSICO:

CABELOS: c/queda ( ) quebradiço ( ) ressecado ( ) despigmentado ( )

MUCOSA: hipocorada ( )   hipo-hidratada ( )

BOCA/DENTIÇÃO: completa ( )   incompleta ( ) prótese ( )

CUTÂNEO: descamativa ( ) petéquias ( ) hipo-hidratada ( )

EXTREMIDADES: má perfusão ( )
edema em MMII ( )

V – AVALIAÇÃO ANTROPOMÉTRICA:

PESO TEÓRICO: PESO IDEAL (± 10% PT):   ALTURA:

PARÂMETROS	/ /	/ /	/ /	/ /	/ /	/ /	/ /
PESO (kg)							
IMC (kg/m^2)							
CC (cm)							
CQ (cm)							
C/Q							
PCT (mm)							
PCB (mm)							
PCSE (mm)							
PCSI (mm)							
% GORDURA							
CB (cm)							
CMB (cm)							

Obs.: **Valores de Normalidade: IMC = entre 18,4 e 24,9;**

C/Q: H<1,0; M<0,8; % gordura: H = entre 6 e 24%; M = entre 9 e 29%;,
CC: H<94cm; M<80cm.

VI – EXAMES:

TIPO	VALOR PADRÃO	DATA			
Pressão arterial					
Glicemia (mg/dl)					
Colesterol total (mg/dl)					
Triglicerídeos (mg/dl)					
VLDL (mg/dl)					
LDL (mg/dl)					
HDL (mg/dl)					
Ureia (mg/dl)					
Creatinina (mg/dl)					
Hemácias (milhões/ml)					
Hemoglobina (g/dl)					
HCM					
CHCM					
VCM					
Hematócrito (%)					
Leucócitos (ml)					
Sódio (mEq/l ou mg/dl)					
Potássio (mEq/l)					

VII – DIAGNÓSTICO E PRESCRIÇÃO NUTRICIONAL:

10
Quadro de distribuição de calorias em equivalentes

Estes quadros são sugeridos com o objetivo de facilitar o cálculo do valor energético total (VET) do paciente externo. Após o cálculo de suas necessidades individuais através da TMB/FAO (capítulo 4), escolhe-se o valor da tabela que mais se aproxime do cálculo feito. Posteriormente aplica-se no formulário de prescrição de dieta (quadro sugerido no capítulo 11) as porções dos grupos de alimentos permitidas para o VET encontrado. A lista de equivalentes (capítulo 12) é geralmente dada ao paciente para que as substituições dos alimentos sejam realizadas e o cardápio apresente uma adequada variedade de preparações.

Alimento	1100	1200	1300	1400	1500	1600	1700	1800
Leite	2	2	2	2	2	2	2	2
Pão	2	2	2	2	2	2	2	2
Arroz	2	2	3	4	4	4	4	4
Feijão	1	1	1	1	2	2	2	2
Carne	1	1	1	1	1	1 1/2	1 1/2	2
Vegetal B	1	2	2	2	2	2	2	2
Fruta	2	4	4	4	5	5	6	6
Margarina	2	2	2	2	2	3	4	4
Óleo Vegetal	2	2	3	3	3	3	3	4
Kcal	1104	1236	1346	1411	1536	1636	1715	1827

Alimento	1900	2000	2100	2200	2300	2400	2500
Leite	2	2	2 1/2	3	3	3	3
Pão	2	2	2	2	2	3	3
Arroz	5	5	6	6	6	6	6
Feijão	2	3	3	3	3	3	3
Carne	2	2	2	2	2	2	3
Vegetal B	2	2	2	2	2	2	2
Fruta	6	6	6	6	7	6	6
Margarina	4	4	4	4	5	5	5
Óleo Vegetal	5	5	6	6	6	6	6
Kcal	1937	2021	2184	2236	2312	2423	2550

Formulário **11** para prescrição de dieta

Após o conhecimento do número de porções de alimentos relativas ao valor energético da dieta obtido, estas porções são distribuídas no formulário que se segue de acordo com o tipo de alimento geralmente consumido nas refeições ao longo do dia. Por exemplo, se o VET calculado atingiu 1200kcal, pode-se distribuir, conforme o quadro do capítulo 10:

- 2 porções de alimentos do grupo do leite, sendo uma no desjejum e outra no lanche;
- 2 porções de alimentos do grupo do pão, sendo uma no desjejum e outra no lanche;
- 2 porções de alimentos do grupo do arroz/cereal, sendo uma no almoço e outra no jantar;
- 1 porção de alimentos do grupo da leguminosa no almoço, ou ½ no almoço e ½ no jantar;
- 1 porção de alimentos do grupo da carne, sendo ½ no almoço e ½ no jantar;
- 2 porções de alimentos do grupo do vegetal B, sendo uma no almoço e outra no jantar;

- 4 porções de frutas, sendo uma no desjejum, outra na colação, outra no almoço e outra no jantar, ou mesmo 2 porções de fruta para suco em qualquer refeição, reduzindo 1 porção nos outros horários;
- 2 porções de manteiga/margarina, sendo uma no desjejum e outra no lanche;
- 2 porções de óleo vegetal, sendo uma no almoço e outra no jantar.

Os vegetais do grupo A podem ser ofertados à vontade pelo baixo valor calórico que possuem.

É importante ressaltar que, embora o paciente possa redistribuir as porções de alimentos entre as refeições, ele deve evitar concentrar estes alimentos em apenas um horário, mesmo não extrapolando o VET calculado.

Na coluna das preparações, o nutricionista poderá dar exemplos de preparações e alimentos que correspondam às porções estabelecidas, ao mesmo tempo em que valoriza a utilização da lista de equivalentes apresentada no capítulo 12.

Nome: _____ _____

Dieta de _____ Kcal, visando perda/ganho de _____
kg por mês, segundo o sexo, idade e peso.

Refeição	Grupo de alimentos	Preparações
Desjejum	– Porção(ões) do grupo do leite – Porção(ões) do grupo de pão – Porção(ões) do grupo da fruta – Porção(ões) do grupo da gordura	
Colação	– Porção(ões) do grupo da fruta	
Almoço	Grupo do vegetal A: à vontade – Porção(ões) do grupo de vegetal B – Porção(ões) do grupo da carne – Porção(ões) do grupo de cereais – Porção(ões) do grupo leguminosa – Porção(ões) do grupo da fruta	
Lanche	– Porção(ões) do grupo do leite – Porção(ões) do grupo de pão – Porção(ões) do grupo de fruta – Porção(ões) do grupo da gordura	
Refeição	Grupo de alimentos	Preparações
Jantar	Grupo do vegetal A: à vontade – Porção(ões) do grupo de vegetal B – Porção(ões) do grupo da carne – Porção(ões) do grupo de cereais – Porção(ões) do grupo leguminosa – Porção(ões) do grupo da fruta	
Ceia	– Porção(ões) do grupo	

Obs.: Utilizar ____ colheres de chá rasas de óleo _____ no preparo dos alimentos.

Na refeição ceia, caso haja necessidade de incluí-la na dieta, o nutricionista poderá utilizar a porção do alimento mais adequado que conste no quadro de distribuição.

Lista de equivalentes de alimentos

12

• **CARNE (100g)**: 01 pedaço médio, ou:

Bife de chapa	100g (1 médio)
Hambúrguer	100g (2 médios)
Carne moída	100g (4 colheres/sopa)
Carne assada	100g (2 fatias finas)
Frango	100g (1 pedaço médio)
Ovo	100g (2 unidades)
Peixe	100g (1 posta média)
Sardinha fresca	100g (2 1/2 médias)

• **LEITE DE VACA** (200ml): 01 copo duplo, ou:

Coalhada com soro	150ml (1/2 copo duplo)
Leite em pó	para 200ml, 2 colheres/sopa
Queijo minas	30g (1 fatia média)
Ricota	50g (1 fatia grande)
Queijo prato	20g (1 fatia fina)
Iogurte natural	150g (1/2 copo duplo)
Requeijão	30g (2 colheres/sopa)

• PÃO FRANCÊS (50g): 01 unidade, ou:

Bolacha d'água	40g (4 unidades)
Bolacha água e sal	40g (4 unidades)
Bolacha integral	40g (4 unidades)
Cream crackers	40g (4 unidades)
Pão de fôrma	50g (2 fatias)
Pão francês	50g (1 unidade)

• CEREAIS (60g): 2 colheres de sopa, ou:

Arroz cozido	60g (2 colheres/sopa)
Macarrão cozido	75g (2 colheres/sopa)
Batata-inglesa	80g (2 colheres/sopa)
Aipim	50g (2 colheres/sopa)
Inhame	60g (2 colheres/sopa)

• LEGUMINOSAS (100g): 5 colheres de sopa, ou:

Feijão cozido	100g (5 colheres/sopa)
Petit-pois	100g (5 colheres/sopa)
Grão-de-bico	75g (3 colheres/sopa)
Ervilha	50g (2 colheres/sopa)
Lentilha	50g (2 colheres/sopa)

• GORDURA (5g ou ml): 1 colher de chá, ou:

Margarina/manteiga	5g (1 colher/chá rasa)
Óleo/azeite	5ml (1 colher/chá rasa)
Creme de leite	15g (1 colher/sopa)
Maionese	10g (2 colheres/chá rasa)

• **FRUTAS** (1 porção):

Abacaxi	80g (1 fatia média)
Abacate	100g (1/2 pequeno)
Amendoim	30g (1 colher/sopa cheia)
Ameixa fresca	90g (2 médias)
Banana prata	50g (1 pequena)
Caqui	60g (1/2 médio)
Coco	30g (1 colher/sopa cheia)
Figo	60g (1 grande)
Goiaba	100g (2 pequenas)
Jaca	100g (4 bagos grandes)
Laranja	100g (1 média)
Maçã	60g (1/2 média)
Mamão	60g (1 fatia fina)
Manga	60g (1 pequena)
Maracujá	50g (2 colheres/sopa)
Melancia	150g (1 fatia média)
Melão	140g (1 fatia média)
Morango	140g (10 grandes)
Pera	70g (1/2 média)
Pêssego	90g (1 grande)
Tangerina	100g (1 média)
Uva	70g (10 bagos)

- **VEGETAL A** (100g): 4 colheres de sopa, ou:

Abóbora d'água/abobrinha	100g (4 colheres/sopa)
Agrião/aipo/alface/brócolis	100g (4 colheres/sopa)
Caruru/cebola/chicória	100g (4 colheres/sopa)
Nirá/rúcula/couve-flor	100g (4 colheres/sopa)
Couve/couve-de-bruxelas	100g (4 colheres/sopa)
Espinafre/bertalha/maxixe	100g (4 colheres/sopa)
Pepino/palmito fresco	100g (4 colheres/sopa)
Pimentão/rabanete/taioba	100g (4 colheres/sopa)
Repolho/tomate	100g (4 colheres/sopa)

- **VEGETAL B** (100g): 4 colheres de sopa, ou:

Abóbora	100g (4 colheres/sopa)
Beterraba	100g (4 colheres/sopa)
Cenoura	100g (4 colheres/sopa)
Chuchu	100g (4 colheres/sopa)
Ervilha fresca	100g (4 colheres/sopa)
Nabo	100g (4 colheres/sopa)
Quiabo	100g (4 colheres/sopa)
Vagem	100g (4 colheres/sopa)

Glossário de termos médicos

Prefixos

Adeno: relativo a glândula.

Cisto: relativo a bexiga.

Cole: relativo a vesícula biliar.

Colo: relativo a cólon.

Colpo: relativo a vagina.

Entero: relativo a intestino.

Gastro: relativo a estômago.

Hepato: relativo a fígado.

Histero: relativo a útero.

Nefro: relativo a rim.

Oftalmo: relativo a olho.

Oofor: relativo a ovário.

Orqui: relativo a testículo.

Osteo: relativo a osso.

Oto: relativo a ouvido.

Pneumo: relativo a pulmão.

Procto: relativo a reto.

Rino: relativo a nariz.

Salpinge: relativo a trompa (normalmente de falópio).

Traqueo: relativo a traqueia.

Sufixos

Ectomia: remoção de uma estrutura ou parte dela.

Pexia: fixação de um órgão.

Plastia: alteração da forma e/ou função de um órgão.

Rafia: sutura.

Scopia: exame através de visualização do interior de uma cavidade.

Stomia: abertura de um orifício ou "boca".

Tomia: incisão.

Cirurgias de remoção

Apendicectomia: remoção do apêndice vermiforme.

Colecistectomia: remoção da vesícula biliar.

Colectomia: remoção do cólon.

Embolectomia: remoção de êmbolo.

Esofagectomia: remoção do esôfago.

Esplenectomia: remoção do baço.

Fistulectomia: fechamento de uma fístula.

Gastrectomia: remoção do estômago.

Hemorroidectomia: remoção de hemorroidas.

Lobectomia: remoção do lobo de um órgão (pulmão, fígado).

Mastectomia: remoção da mama.

Miomectomia: remoção de mioma (tumor na parede uterina).

Pancreatectomia: remoção do pâncreas.

Retossigmoidectomia: remoção do retossigmoide.

Tireoidectomia: remoção da tireoide.

Cirurgias de abertura

Artereotomia: abertura de uma artéria.

Artrotomia: abertura de uma articulação.

Broncotomia: abertura do brônquio.

Cardiotomia: abertura da cárdia ou do coração.

Coledocotomia: abertura do colédoco.

Duodenitomia: abertura do duodeno.

Flebotomia: abertura de uma veia para cateterismo.

Laparotomia: abertura do abdômen.

Toracotomia: abertura do tórax.

Construção cirúrgica de novas "bocas"

Cistostomia: abertura da bexiga para colocação de sonda ou dreno.

Colostomia: ato cirúrgico que consiste no abocamento do cólon à pele para formação de ânus artificial.

Enterostomia: ato cirúrgico que consiste no abocamento de uma alça intestinal à pele, para alimentar o doente.

Gastrostomia: abertura do estômago para colocação de sonda.

Ileostomia: ato cirúrgico que consiste no abocamento do íleo à pele para colocação de sonda de alimentação.

Jejunostomia: ato cirúrgico que consiste no abocamento do jejuno à pele para colocação de sonda.

Cirurgia de fixação

Histeropexia: suspensão e fixação do útero.

Orquipexia: abaixamento e fixação do testículo na bolsa escrotal.

Cirurgia de alteração morfofuncional

Laparoplastia: retirada de tegumentos abdominais excessivos em obesos, após emagrecimento.

Linfangioplastia: operação destinada a reparar ou substituir vasos linfáticos.

Cirurgia de sutura

Colporrafia: sutura da vagina.

Exames de visualização

Broncoscopia: exame sob visão direta dos brônquios.

Laparoscopia: exploração da cavidade abdominal por meio de cateter provido de espelho, lâmpada, lente ou bisturi com finalidade diagnóstica ou cirúrgica.

Termos gerais

Abdominocentese: punção abdominal.

Ablação: remoção cirúrgica de uma parte do corpo (membro, órgão, tumor etc.).

Ablactação: cessação da lactação.

Abrasão: raspagem superficial da pele ou mucosas.

Abscesso: coleção circunscrita de pus numa cavidade formada pela desintegração dos tecidos.

Acalasia: distúrbio funcional esfincteriano em que o relaxamento é desarmônico (defeituoso) em relação às contrações.

Acatalepsia: falta de compreensão, dúvida ou incerteza.

Acianótico: indivíduo que não apresenta cianose (extremidades arroxeadas).

Acidaminúria: quantidade excessiva de aminoácidos na urina.

Acinesia: perda parcial ou total da função motora.

Acloridria: ausência completa de ácido clorídrico livre no suco gástrico.

Acolia: ausência de secreção de pigmentos biliares.

Acoluria: ausência de pigmentos biliares na urina.

Aconurese: micção involuntária, incontinência urinária.

Acoria: perda da sensação de saciedade.

Adipsia: falta de sede.

Aerenterectasia: distensão dos intestinos por ar ou gases.

Afagia: impossibilidade de deglutir.

Agastria: ausência congênita do estômago.

Alienia: falta de baço.

Alopécia: queda dos cabelos.

Amaurose: escurecimento da visão por perda parcial ou total da visão.

Analgesia: abolição da sensibilidade de dor.

Anasarca: edema generalizado.

Anastomose: comunicação entre vasos, nervos ou condutos.

Anepatia: diminuição ou abolição da atividade funcional do fígado.

Anergia: ausência de reação do organismo a um determinado antígeno.

Anictérico: indivíduo que não apresenta icterícia (coloração amarelada).

Anorexia: diminuição ou falta de apetite.

Anosmia: ausência do sentido do olfato.

Anóxia: ausência ou falta de oxigênio.

Anúria: não micção em 24 horas.

Apirético: indivíduo não febril.

Artralgia: dor articular.

Ascite: acúmulo de líquido seroso na cavidade abdominal.

Ataxia: descoordenação postural e desequilíbrio ao andar.

Atelectasia: expansão incompleta dos pulmões do recém-nascido ou colapso do pulmão adulto.

AVC/AVE: acidente vascular cerebral/acidente vasculoencefálico.

Azotemia: presença de ureia ou de outros compostos nitrogenados no sangue.

Batianestesia: perda de sensibilidade profunda.

Biopsia: remoção e exame, em geral microscópico, de tecidos ou outro material de um organismo vivo para fins diagnósticos.

Blastoma: neoplasia, tumor verdadeiro.

By pass: estabelecer uma passagem secundária.

Cateter: tubo fino de plástico ou borracha usado na administração de líquido ou sangue ao paciente, além de contraste e oxigênio.

Choque: estado de insuficiência circulatória; o indivíduo apresenta-se cianótico, com pressão baixa, sudorese intensa, edema de glote, às vezes desmaia. Pode ser hipovolêmico, cardiogênico, neurogênico (por amputação traumática), anafilático (processo alérgico).

Cianose: cor azulada da pele e mucosas, causada pela oxigenação insuficiente do sangue.

Contraste: leite de bário, usado para delinear órgãos nas radiografias.

Divertículo: apêndice oco, em forma de bolsa ou saco, formado em cavidade ou tubo principal, geralmente digestivo. Sua ocorrência é chamada *diverticulose*. Quando sofre inflamação por acúmulo ou escape de alimento do tubo para a cavidade abdominal é a *diverticulite*. Seu diagnóstico é feito por raios X, pois os sintomas são pouco específicos.

D.P.O.C.: doença pulmonar obstrutiva crônica.

Dreno: lâmina ou tubo de borracha destinado a canalizar secreções anormais ou anormalmente localizadas, do interior para o exterior do corpo.

Edema: acúmulo patológico de líquidos no espaço intersticial, vulgo "inchaço". Quando generalizado origina o *anasarca*.

Embolia: obstrução brusca de um vaso sanguíneo por um êmbolo (corpo estranho, por exemplo: bolha de ar, coágulo, placa gordurosa) circulante na corrente sanguínea.

Êmese: vômito.

Enema: injeção de líquido no reto com a finalidade de limpar o intestino grosso ou de administrar medicamento.

Epigastralgia: dor na região epigástrica.

Esteatorreia: presença de excesso de gordura nas fezes.

Etilista: indivíduo que tem o hábito de ingerir bebidas alcoólicas.

Fecaloma: grande acúmulo de material fecal no intestino grosso, principalmente no reto, formando massa semelhante a um tumor.

Fibrose: também chamada queloide, cicatriz extensa formada por tecido fibroso; hiperplasia de tecido cicatricial.

Fístula: comunicação anormal entre dois órgãos cavitários ou entre um órgão cavitário e a pele por onde sai pus ou secreção.

Halitose: mau hálito.

Hematêmese: presença de sangue no vômito.

Hemotórax: derrame pleural.

Hepatomegalia: aumento do volume do fígado.

Hérnia ou eventração: saída total ou parcial das vísceras através de abertura muscular e aponevrótica da parede abdominal, ficando protegidas somente pelos tegumentos superficiais, com aspecto tumoral. Ex.: hérnia de hiato – passagem de parte ou todo o estômago para a cavidade torácica através do diafragma.

Hematoma: acúmulo de sangue fora do vaso sanguíneo, de origem geralmente traumática.

Hipertensão: pressão sanguínea arterial persistentemente alta, definida como pressão sanguínea sistólica ≥ 140mmHg e/ou pressão sanguínea diastólica ≥ 90mmHg.

Hipertensão essencial: hipertensão de etiologia desconhecida; também conhecida como hipertensão primária.

Hipertensão secundária: hipertensão secundária a outra doença.

Hipocapnia: condição em que há diminuição da taxa de dióxido de carbono no sangue.

IAM: infarto agudo do miocárdio.

ICC: insuficiência cardíaca congestiva.

Icterícia: coloração amarelada da pele e mucosas pela deposição de pigmentos biliares, devida a hiperbilirrubinemia.

Idiopática: de causa desconhecida.

Ileocoloretoplastia: entero-anastomose entre o cólon e o reto.

Ileocolostomia: entero-anastomose entre o intestino delgado e o grosso.

Ileoileostomia: entero-anastomose entre duas alças do intestino delgado.

Incisão: corte cirúrgico.

Infecção: implantação e desenvolvimento de microrganismos patogênicos, sua ação mórbida e a reação orgânica consequente. Sua intensidade e duração dependem da virulência do microrganismo e da imunidade do organismo atingido.

Inflamação: reação orgânica a um agente irritante que se caracteriza por edema, calor, rubor e dor. Pode ser causada por infecção, queimadura, picada de inseto.

Inguinal: ponto situado na altura do orifício inguinal externo e da emergência do ramo genital do nervo abdomino-genital.

IRA: insuficiência renal aguda.

IRC: insuficiência renal crônica.

Isquemia: deficiência de sangue em pontos localizados.

L.E.S.: lúpus eritomatoso sistêmico.

Letargia: sono profundo e contínuo, no qual o doente fala quando é despertado, mas não sabe o que diz.

Leucodermia: variedade de acromia caracterizada unicamente pela descoloração da pele e encontrada em diversas afecções.

Leucogênese: formação de leucócitos ou glóbulos brancos.

Leuconeutropenia: diminuição da taxa de leucócitos de granulações neutrófilas.

Linfocitemia: presença de linfócitos no sangue em grande abundância.

Litíase: formação de cálculos no organismo.

Macroangioplastia: alteração das grandes e médias artérias, arterosclerose.

Mastite: nome genérico de todas as afecções inflamatórias da mama.

Melena: presença de sangue nas fezes.

Mialgia: dor muscular.

Mielograma: forma citológica dos elementos celulares encontrada numa preparação corada da medula óssea por punção esternal.

Mieloma: tumor formado de células normalmente encontrado na medula óssea.

Mucoviscidose: doença hereditária desabsortiva por insuficiência endócrina, pancreática, síndrome, depleção sódica e catabolismo interno ao quadro broncopulmonar.

MVUA: murmurinho vesicular universalmente audível.

Necrópsia: remoção e exame, em geral microscópico, de tecidos ou outro material de um organismo morto para fins diagnósticos.

Nictúria: micção frequente durante a noite ou mais abundante durante a noite que durante o dia.

Nistagmo: inclinação da cabeça como quando se está sonolento; oscilações rítmicas involuntárias dos globos oculares, horizontal, vertical e rotatoriamente.

Nucalgia: dor na região posterior do pescoço.

Odinofagia: dificuldade para deglutir acompanhada de dor.

Oftalmoplegia: paralisia oftalmológica.

Oligúria: diminuição da frequência e volume urinários.

Ortopneia: dificuldade em respirar sentado.

Paracentese: punção de cavidade natural para retirada de líquido por derrame pleural, trauma violento ou contusão.

Pirose: dor em queimação.

Plenitude pós-prandial: sensação de desconforto após comer demasiadamente.

Polidpisia: aumento da sede.

Polifagia: aumento da fome.

Poliúria: aumento da frequência e volume urinários.

Pós-operatório: período que se segue à realização de uma cirurgia no qual o paciente deve ser rigorosamente monitorado.

Pré-operatório: período de realização de exames e preparação do paciente que antecede a realização de uma cirurgia.

Pressão sanguínea diastólica: pressão sanguínea durante a fase de relaxamento do ciclo cardíaco; 80mmHg é ótima.

Pressão sanguínea sistólica: pressão sanguínea durante a fase de contração do ciclo cardíaco; 120 mmHg é ótima.

Prótese: aparelho que substitui um órgão ou parte do corpo, como enxertos, dentaduras etc.

Queloide: hiperplasia fibrosa, situada habitualmente no local de uma cicatriz elevada, arredondada, branca ou rósea, firme e de bordos imprecisos.

Quilangioma: tumor formado por vasos linfáticos; intestino distendido pelo quimo.

Quilo: líquido leitoso, alcalino, que se encontra nos vasos linfáticos mesentéricos durante a fase de absorção digestiva.

Septicemia: infecção generalizada; "falência" orgânica de reversão quase nula; estado mórbido provocado pela presença de bactérias e seus produtos no sangue.

SIRS: síndrome da resposta inflamatória sistêmica; consiste num conjunto de reações inflamatórias que seguem uma injúria; se acompanhada de infecção caracteriza a sepse.

Sonda: termo genérico usado para tubos que são introduzidos em cavidades ou condutos com fins diversos, como evacuação de secreções orgânicas, exploração e lavagem gástrica, alimentação enteral.

Sutura: união de tecidos orgânicos através de agulha e fio cirúrgicos.

Tenesmo: desejo de defecar ou de urinar acompanhado de sensação dolorosa no reto ou bexiga, respectivamente, e de impossibilidade de defecar ou urinar.

Trombo: coágulo sanguíneo formado no interior de um vaso e obstruindo total ou parcialmente seu lúmen.

Trombose: processo de formação e desenvolvimento do trombo.

Válvulo-VDVO: oclusão intestinal produzida por torção dos intestinos.

Volemia: volume total de sangue de um indivíduo.

Xantelasma: depósitos lipoides sob forma de bolsas nos olhos e pálpebras.

Xantoma: condição caracterizada pela presença de pequenas placas amareladas na pele, devidas a depósitos lipoides.

Zoonose: doença dos animais que pode ser transmitida ao homem.

Zoopsia: alucinação na qual o doente pensa que vê animais.

Referências bibliográficas

ÁVILA, A.L.V. Tratamento não farmacológico da Síndrome Metabólica: abordagem do nutricionista. *Revista da Sociedade de Cardiologia do Estado de São Paulo*, 2004, vol. 14, n.4.

BIESEK, S. & CÔRTE, S. *Nutrição um caminho para a vitória*: guia alimentar para desportistas. Curitiba: Nutroclínica, 1997, 204p.

CALBOM, C. & KEANE, M. *Sucos para a vida*. São Paulo: Ática, 1997, 148p.

CARDOSO, S.P. & MARTINS, C. *Interações droga-nutriente*. Curitiba: Nutroclínica, 1998.

CERQUEIRA, S.M. & ROSENFELD, R. Nutrição nas pancreatites. In: ALVES, J.G. *Pancreatites*. Rio de Janeiro: Rubio, 2002, 228p.

CUPPARI, L. *Guias de medicina ambulatorial e hospitalar/nutrição clínica no adulto*. São Paulo: Manole, 2002, 406p.

DANI, R. *Gastroenterologia essencial*. 2. ed. Rio de Janeiro: Guanabara Koogan, 2001, 1006p.

I Diretriz Brasileira de Diagnóstico e Tratamento da Síndrome Metabólica. *Arquivos Brasileiros de Cardio-*

logia, 2005, vol. 84, supl. 1. Disponível em: http://www.sbh.org.br acesso em 20 jan 2006.

III Diretrizes Brasileiras sobre Dislipidemias e Diretriz de Prevenção da Aterosclerose do Departamento de Aterosclerose da Sociedade Brasileira de Cardiologia. *Arquivos Brasileiros de Cardiologia*, 2001. Vol. 77, supl. 3.

DUARTE, A.C. & CASTELLANI, F.R. *Semiologia nutricional*. Rio de Janeiro: Axcel Books, 2002, 115p.

DUARTE, A.C.; FAILLACE, G.B.D.; WADI, M.T. & PINHEIRO, R.L. *Síndrome metabólica*: Semiologia, bioquímica e prescrição nutricional. Rio de Janeiro: Axcel Books, 2005, 255p.

ESCOTT-STUMP, S. *Nutrition and Diagnosis-Related Care*. 5. ed. Philadelphia: Lippincott Williams & Wilkins, 2002. 847p.

FRANCO, G. *Tabela de composição química dos alimentos*. 9. ed. Rio de Janeiro: Atheneu, 1999, 230p.

GARCIA, A.M. *Atendimento sistematizado em nutrição*. São Paulo: Atheneu, 2002, 183p.

LONGO, E.L. & NAVARRO, E.L. *Manual dietoterápico*. 2. ed. Porto Alegre: Artmed, 2002, 342p.

MAHAN, L.K. & ESCOTT-STUMP, S. *Krause's Food, Nutrition and Diet Therapy*. 10. ed. Philadelphia: Saunders, 2000, 1184p.

MARCHIORI, V.F. A influência da dieta na halitose. *Nutrição, saúde e performance*. Anuário Nutrição Clínica. 2003, ano 4, ed. 19, p. 38-39.

PASCHOAL, V. & NAVES, A. Tratamento e prevenção da acne por meio da nutrição. *Nutrição, saúde e performance*. Anuário de Nutrição Clínica 2003. Ano 4, ed. 19, p. 23-25.

OMS. Report of a WHO Consultation on Obesity. Defining the problem of overweight and obesity. In: *Obesity. Preventing and Managing the global epidemic.* WHO, Geneve; 1998, 276p.

REIS, N.T. *Nutrição clínica* – Sistema digestório. Rio de Janeiro: Rubio, 2003, 294p.

RIELLA, M.C. & MARTINS, C. *Nutrição e o rim.* Rio de Janeiro: Guanabara Koogan, 2001, 416p.

SKOLDSTAM, L.; HAGFORS, L. & JOHANSSON, G. An experimental study of a Mediterranean diet intervention for patients with rheumatoid arthritis. *Ann Rheum Dis* 2003; 62:208-14.

SOUZA, B.B.A.; MARTINS, C.; CAMPOS, D.J.; BALSINI, I.D. & MEYER, R.R. *Nutrição e disfagia* – Guia para Profissionais. Curitiba: Nutroclínica, 2003.

WAITZBERG, D.L. *Nutrição oral, enteral e parenteral na prática clínica.* 3. ed. São Paulo: Atheneu, 2001, 1858p.

WILLIAMS, S.R. *Fundamentos de nutrição e dietoterapia.* 6. ed. Porto Alegre: ArtMed, 1997, 664p.

Índice

Sumário, 7

Introdução, 9

1. Roteiro para elaboração de estudos de casos, 11

2. Roteiro para evolução do atendimento nutricional no prontuário, 14

3. Avaliação antropométrica, 15

   1. Adultos, 15

   2. Idosos, 19

4. Recomendações de energia para adultos e idosos, 20

5. Interpretação de exames laboratoriais, 22

6. Alimentos fontes de nutrientes, 38

   1. Minerais, 38

     Sódio, 38

     Potássio, 39

     Cálcio, 40

     Ferro, 40

     Fósforo, 41

     Magnésio, 42

Enxofre, 43

Zinco, 44

2. Vitaminas, 45

Vitamina A, 45

Vitamina B1 (tiamina), 45

Vitamina B2 (riboflavina), 46

Vitamina B3 (niacina), 47

Vitamina B5 (ácido pantotênico), 48

Vitamina B6 (piridoxina), 48

Vitamina B12 (cianocobalamina), 49

Ácido fólico, 49

Vitamina C, 50

Vitamina D, 51

Vitamina E, 52

Vitamina K, 52

3. Componentes que influenciam o sistema digestório, 53

Ácido oxálico, 53

Ácido úrico, 54

Ácido fítico, 54

Fibra total, 55

4. Colesterol e ácidos graxos, 57

7. Recomendações nutricionais em doenças, 59

Acne, 59

Adultos, 61

Alergia alimentar, 62

Anemia falciforme, 64

Anemia ferropriva, 65

Anemia megaloblástica, 67

Anorexia nervosa, 68

Artrite reumatoide, 70

Atividade física, 72

Bulimia nervosa, 75

Cárie, 77

Cefaleia, 79

Cirurgia bariátrica, 81

Colecistectomia, 83

Colelitíase, 85

Colite ulcerativa, 87

Depressão, 90

Desejos por alimentos, 91

Desnutrição, 93

Diabetes mellitus, 95

    Índice glicêmico dos alimentos, 98

Diálise peritoneal, 98

Diarreia, 100

Disfagia, 103

Dislipidemia mista, 105

Dispepsia (indigestão), 107

Doença celíaca, 109

Doença diverticular, 111

Doença de Crohn, 113

Doença péptica do refluxo gastroesofágico, 115

Doença vascular periférica, 117

Flatulência, 118

Garganta irritada, 120

Gastrite e úlcera péptica, 122

Gestação, 124

Gota (Hiperuricemia), 128

Halitose, 132

Hemodiálise, 135

Hepatite crônica ou cirrose, 137

Hipercolesterolemia pura, 139

Hipertensão arterial, 141

Hipertireoidismo, 143

Hipertrigliceridemia isolada, 145

Hipotireoidismo, 147

Idosos, 149

Insônia, 151

Intolerância à lactose, 153

Insuficiência renal crônica, 154

Lactação, 156

Litíase renal, 158

Lúpus Eritematoso Sistêmico, 160

Mal de Alzheimer, 162

Mal de Parkinson, 164

Neoplasias, 166

Obesidade, 168

Obstipação intestinal, 171

Osteomalácia, 172

Osteoporose, 174

Pancreatite crônica, 175

Sida (Aids), 177

Síndrome de Cushing, 181

Síndrome metabólica, 182

Tensão Pré-Menstrual (TPM), 186

Transplante renal, 187

Vegetarianismo, 189

8. Interações entre fármacos e nutrientes, 191

9. Formulário de atendimento nutricional, 194

10. Quadro de distribuição de calorias em equivalentes, 198

11. Formulário para prescrição de dieta, 200

12. Lista de equivalentes de alimentos, 203

Glossário de termos médicos, 207

Referências bibliográficas, 223

Conecte-se conosco:

 facebook.com/editoravozes

 @editoravozes

 @editora_vozes

 youtube.com/editoravozes

+55 24 2233-9033

www.vozes.com.br

Conheça nossas lojas:

www.livrariavozes.com.br

Belo Horizonte – Brasília – Campinas – Cuiabá – Curitiba
Fortaleza – Juiz de Fora – Petrópolis – Recife – São Paulo

  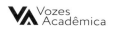

EDITORA VOZES LTDA.
Rua Frei Luís, 100 – Centro – Cep 25689-900 – Petrópolis, RJ
Tel.: (24) 2233-9000 – E-mail: vendas@vozes.com.br